Du bist nicht der Rudelführer

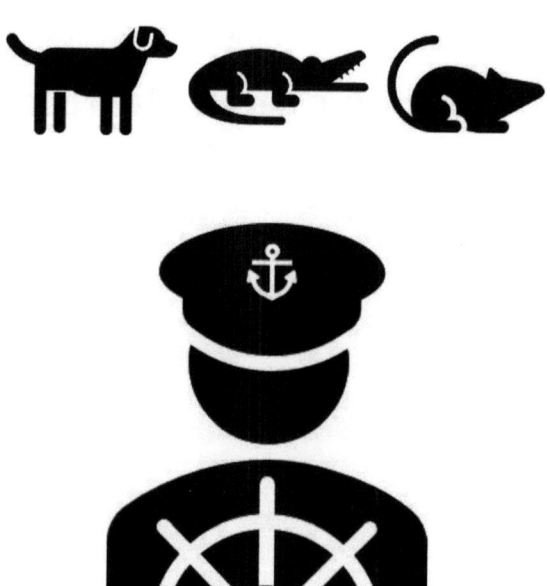

Du bist nicht der Rudelführer

Über Hundeflüsterer, die Alpha-Lüge,

eine schöne Welt und böse Leut'

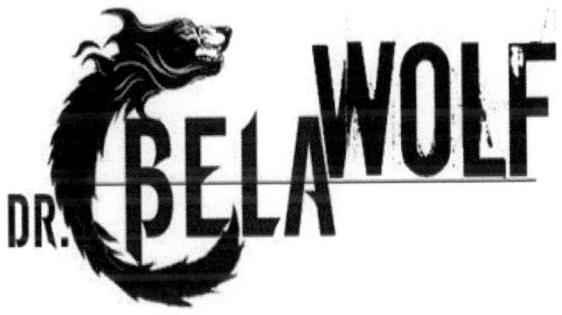

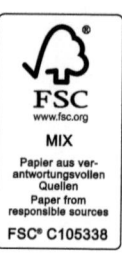

Bibliografische Information der Deutschen Nationalbibliothek: Die Deutsche Nationalbibliothek verzeichnet diese Publikation in der Deutschen Nationalbibliografie; detaillierte bibliografische Daten sind im Internet über < http://dnb.d-nb.de > abrufbar.
©2019 Bela F. Wolf
Coverbild @ by Bela F. Wolf
Herstellung und Verlag: BoD – Books on Demand, Norderstedt
ISBN: 9783750412729

Für Bimbi

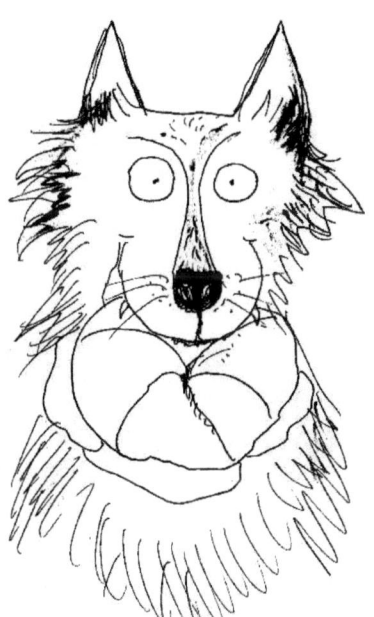

Der Mensch, mit seiner nahezu einzigartigen Fähigkeit, aus den Fehlern anderer zu lernen, ist ebenso einzigartig in seiner festen Weigerung, genau das zu tun.

Douglas Adams

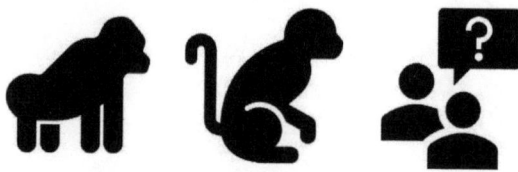

Was Sie erwartet:

Vorwort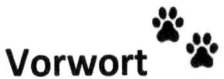

Ich hatte eine Vision, ich wollte ein Buch schreiben über Menschen, die ihre Hunde nach der Dominanz-Methode abrichten. Ich wollte aufzeigen, wie schrecklich diese Tiere darunter leiden und Gründe finden, weshalb Menschen so handeln.
Ich hatte einen Traum, ich wollte mit Worten die Welt der Hunde verbessern. Dass diese Worte keinesfalls geflüstert werden können, war mir von Anfang an klar. Ich wusste, man würde mich als aggressiv, emotional, neidig, wütend, unsachlich, enttäuscht oder hasserfüllt bezeichnen, sei's drum. Ich wusste auch, die Anhänger der Hundeflüsterer würden das tun, was sie immer tun: Gutachten, Fakten, Gesetze und tierärztliche Einwände gegen ihre Idole als gelogen hinstellen.
Mir war klar, dass keine Hundezeitung der Welt dieses Buch auch nur geflüstert erwähnen wird, weil sich **alle** Redakteure und Chefs vor wütenden Flüsterfans in die sprichwörtliche Hose machen; die einen fürchten, dass ihnen Stammleser und Sponsoren abspringen, die anderen wollen Zuckerguss-Abonnenten mit harten Tatsachen nicht verschrecken. Bitte immer wegschauen und lieber in Überdosis über Zuckerglobuli und Kokosöl berichten! Bloß keine Realität!

So bleibt alles wie gehabt: Die Hunde können sich weiterhin nicht wehren und die Flüsterer sitzen auf dem goldenen Thron. Keiner traut sich, ihnen öffentlich die Thronfüße abzusägen.

Die ganze Misere, das würdelose Elend der geknechteten, unterjochten Tiere haben wir aber nicht ausschließlich irgendeinem speziellen Flüsterer, sondern vielmehr der Alpha-Lüge zu verdanken. Einer Legende, einem Irrtum! Im Namen des Alpha-Wolfs müssen unzählige Hunde unter der Dominanz-Theorie leiden, Tag für Tag ihres armseligen Lebens unter den unwürdigsten, unmenschlichsten, grausamsten Foltermethoden, die sich mit dem wissenschaftlich anmutenden Namen „Training" oder „Schule" schmücken, verbringen.

Sie sind ihr ganzes Leben lang den hochgradigen Aggressionen und brutalen Übergriffen ihrer Halter ausgesetzt, und verfallen irgendwann in Depression, Selbstaufgabe oder Burn Out. Als letzte verzweifelte Konsequenz, wenn es keinen anderen Ausweg mehr gibt und sie vor Leid, Schmerz, Angst und Panik nicht mehr können, gehen manche Hunde auf ihre Peiniger los. Einige wenige Hunde wehren sich und sterben trotzdem, viele verstümmeln sich sogar selbst. All das geschieht täglich, ohne rechtliche Konsequenzen für die Verursacher, die öffentlich und oft live gegen das Tierschutzgesetz verstoßen. Mitschuldig am Leid der Hunde sind mit Sicherheit bekannte Fernsehhelden, nennen wir sie hier im Text der Einfachheit halber Señor Jefe und Herrn Gringo, die der nicht ganz unschuldige Bürger in diversen TV-Beiträgen fast schon in Endlosschleife vorgesetzt bekommt. Denn kein Zuseher wird gezwungen, deren abartige Methoden zu glauben, geschweige denn sie nachzumachen! Im Duett deutsch-mexikanischer Zweisamkeit stimmen die Zauberer ein Flüsterkonzert an, das an Furchtbarkeit kaum zu überbieten ist, diverse Trittbrettfahrer vollenden den Chor. Geleitet wird das Orchester von den mächtigen Göttern der Einschaltquote, am Dirigentenpult steht der Alpha-Wolf persönlich. Das, was nicht wahr ist, glaubhaft an die Hundehalter zu bringen, ist der Trick der Flüsterer. Er funktioniert, weil sich Hundehalter nur selten mit der Wahrheit auseinandersetzen wollen. Die Wahrheit lautet: Hunde machen immer alles richtig. Wir bestrafen sie dafür, dass sie einfach nur Hunde sind- und keine Menschen, keine kleinen Wölfe und vor allem keine willenlosen Sklaven. Dieses Buch spiegelt ausschließlich die Meinung des Autors wider, der sich freut, wenn es auch Ihre ist. Alle hier mitwirkenden Freunde haben ebenfalls ihre ganz private Meinung zum Thema abgegeben und waren mit der Veröffentlichung ihrer Texte in diesem Buch einverstanden. Dafür bin ich sehr dankbar, denn sie kannten meinen Text nicht, bevor er erschien. Dieser Vertrauensvorschuss hat mich unendlich berührt. Ausschlaggebend für die Niederschrift war mein Hund. Ich habe mir oft vorgestellt was passiert wäre, wenn er statt in meinen, in den Händen eines Dominanzanhängers gelandet wäre: er wäre längst tot. Damit das anderen Hunden erspart bleibt, wurde dieses Buch geschrieben. Denn kein Mensch kann der Rudelführer seines Hundes sein. Allerhöchstens sein Freund. Aber machen Sie das mal den Alpha-Wölfen klar...

Zwischen Dinos und Mrs. Darling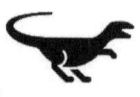

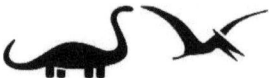

Die meisten Bücher über Hunde beginnen mit der Erklärung wann, wo und wie sich aus einem wilden Wolf ein handzahmer Hund entwickelte, der, nachdem er endlich von wilden Jägern gezähmt wurde, geprägt war von dem dringenden Wunsch, die Welt und den Menschen sowieso zu unterwerfen und zu dominieren. Oft liest man von blutrünstigen Steinzeit-Menschen, die mit Keulen und viel Gebrüll Mammuts erlegten, anschließend zufrieden grunzten und dann zögerliche Wölflinge zum Zusammenleben animierten, indem sie ihnen rohe Fleischreste, müffelnde Fellstücke und mittelgroße Mammutknochen in unmittelbarer Nähe menschlicher Siedlungen zuwarfen. Das Mensch-Hund Team ward geboren. Nicht.

Dieses Buch hier beginnt hingegen mit der Familie Darling, einer Familie, die jedem kleinen Kind ziemlich gut bekannt ist. Sie wissen schon, diese besondere Geschichte von Peter Pan, dem einen Kind, das niemals erwachsen wird, und den verlorenen Jungs in Nimmerland. Eine Geschichte, die damit anfängt, dass Mrs. Darling ihre zweijährige Tochter Wendy dabei beobachtet, wie sie im Garten spielt und eine Blume pflückt. Mrs. Darling wird dabei ganz weh ums Herz und sie sagt zu Wendy: „Ach, warum kannst du nicht ewig so bleiben!" Seither wusste Wendy, dass sie erwachsen werden musste. Jeder weiß das, seit er zwei Jahre alt ist. Zwei ist der Anfang vom Ende.

Warum ich Ihnen das hier erzähle, wo Sie doch sicher eine ganz andere Geschichte erwarten, vielleicht ein wenig Wissenschaft, ein paar Tierarzt-Weisheiten, dies und das über den Alpha-Wolf? Eine über das schreckliche allgegenwärtige mexikanische Monster auf Europatournee oder über lustige Flüster-Onkels aus old Germany, über diverse Hunde-Abrichtemethoden und die alte Geschichte von Dr. David Mech, der vor ewig langer Zeit den Alpha-Wolf-Begriff in die Welt setzte, um ihn dann wieder zu revidieren, was ihm bis heute nicht gelang?

Weil die Alpha-Geschichte hier ganz eng mit der von uns allen und mit der von Mrs. Darling verknüpft ist. Wir alle würden gerne niemals erwachsen werden und für immer zwei Jahre alt bleiben, ich kenne keinen, der nicht so denkt. Nein, ich meine nicht das Peter-Pan-Syndrom, sondern den menschlichen Wunsch nach einer heilen Kinderwelt in einer ziemlich kalten Welt der Erwachsenen. „Das hat schon ein bisschen was Tragisches.", würde Smee sagen. Und er hätte recht.

Wir Menschen sind eigentlich nicht von Natur aus schlecht. Wir wollen an Elfen glauben und wir würden gerne mit einem Hauch von Feenstaub zu den Sternen fliegen, und alles wäre gut.

Wäre es auch, gäbe es da nicht das Krokodil in uns allen.

Krokodile sind sehr gut getarnt und nie richtig ausgewachsen, sie wachsen ihr Leben lang weiter, selbst wenn das Wachstum stark eingeschränkt ist, sobald sie erst mal älter sind. Die Zähne der Krokodile erneuern sich im Durchschnitt alle zwei Jahre, während die gepanzerten Echsen reglos im Wasser herumliegen und nur ihre Nasenlöcher und Augen aus dem Wasser herausragen. So warten sie auf ihre Beute, um dann peitschenartig aus dem Nass zu schnellen und sie zu ergreifen. Aus die Maus.

Sie fragen sich nun vielleicht erneut, was das mit Ihnen, dem Alpha-Wolf und Ihrem Hund zu tun hat. Sehr viel! Eigentlich fast alles.

Denn in jedem von uns schlummern nicht nur Wendy, Peter und ein paar zauberhafte Elfen, sondern in jedem einzelnen von uns schläft auch das Krokodil. Im Gehirn! Tick tack, tick tack, frisst es die Uhren.

In jedem Menschen und auch in jedem Hund! In jedem einzelnen Säugetierkopf.

Das Krokodil ist ein wichtiger Teil von uns, genauer gesagt repräsentiert es einen uralten Teil im Kopf, das Stammhirn. Das erklärt, weshalb es eigentlich gar keine Rolle spielt, ob sich Dr. Mech Neunzehnhundertirgendwas alphamäßig in der Wortwahl vergriff oder nicht.

Es erklärt auch, wieso sich so viele Hundehalter auf die Dominanz-Nummer versteifen und keinen Millimeter davon abweichen, selbst wenn ihnen Wissenschaftler aus aller Herren Länder herdenweise klar machen, dass die Geschichte von der Dominanz und vom Alpha-Wolf sowas von Mittelalter ist, genau wie die aus einem anderen Jahrtausend stammende, gegen Durchfall nicht hilfreiche Karottensuppe vom alten Kinderarzt Moro. Das Reptil erklärt Kreuzzüge, Weltkriege und Attentate, einfach alles. Ein Jammer! Doch nicht ganz hoffnungslos.

Werfen wir nun gemeinsam einen kurzen Blick in die Vergangenheit, ziemlich weit zurück in die Steinzeit.

Tatsächlich war der zwergwüchsige, grob und feinmotorisch eher untalentierte bis lahme Ur-Mensch weder mit einem Raubtiergebiss, noch mit der Kompetenz Waffen zu bauen ausgestattet. Er aß Insekten, Früchte, Blätter, Blüten, Nüsse und Samen, buddelte Zwiebeln und Knollen aus dem Erdreich und fing ab und zu- je nach Geschicklichkeit- den einen oder anderen Fisch. Dazwischen nächtigte er auf Bäumen, um sich vor den in der Erdneuzeit (also vor 65 Millionen Jahren) entstandenen Menschenaffen, Eulen und Geiern zu schützen. Bienen und Ameisen, Wespen und Enten begleiteten den durchaus friedlichen Weg des Australopithecus, der erst nach ungefähr weiteren 2,5 Millionen Jahren zum Homo Habitus mutierte, welcher es schaffte, Werkzeuge und Waffen zu basteln.

Zur gleichen Zeit entstanden im Tertiär (also vor 1,7 Millionen Jahren) die ersten Urgroßhunde, die Väter der

Wölfe und Vorfahren der Wildhunde, aus denen sich unsere Haushunde entwickeln sollten.

Die angeblich tiefsitzende, weil evolutionsbedingte Mordlust im Menschen gab es in dieser Form damals gar nicht, da sich die Jagd im Menschenrudel auf wilde Tiere erst relativ spät entwickelte.

Nichts spricht dafür, dass der Mensch einen angeborenen Jagdinstinkt hat. (Selbst Paradies-Eva reichte Adam eine Aprikose, kein Wildbret!)

Man darf getrost davon ausgehen, dass das Erfolgsrezept der Ur-Menschheit vorerst auf Zusammenhalt, Kooperation und Intelligenz beruhte und mit Sicherheit nicht auf der Verbreitung von Angst und Schrecken. Der Ur-Mensch war also das genaue Gegenteil des Menschen der Gegenwart.

Gleiches gilt auch für den Zusammenhalt und das Gefüge in einem Wolfsrudel. Damals, unter dem Australopithekus, war das jedenfalls so. Und jetzt? Tempora mutantur, nos et mutamur in illis.
Bei den Wölfen hat sich nichts geändert, außer, dass man sie im 21. Jahrhundert wieder mal erfolgreich ausrotten will, nachdem sie sich erst vor kurzem mühsam erneut angesiedelt haben. Auf die Frage, warum so viele Menschen dann aber im Laufe der Jahrtausende so brutal, dumm und bösartig wurden, gibt es zwei einfache Antworten.

Zum einen ist die Mehrheit der Weltbevölkerung wenig sensibel bis gänzlich unsensibel.

Die Gabe der Hochsensibilität ist angeboren, sie wird weitervererbt und man kann es sich nicht aussuchen, ob man zu den wenigen Prozenten der Auserwählten gehört, die die Dinge ein wenig anders wahrnehmen als „normal" empathische Menschen.

Man kann sich aber, falls man blöderweise zu den nicht besonders Einfühlsamen gehört, bei sensibleren Menschen abgucken, wie man es richtig macht. Sogar Hummeln können das. Nur wir Menschen weigern uns bis heute erfolgreich. Mangelhaftes bis nicht vorhandenes Einfühlungsvermögen in andere Menschen oder gar eine andere Spezies ist der Grund für alles, was rings umher gerade überall auf der Welt auf vielen Ebenen geschieht.

Zum anderen, und dazu müssen wir wieder zu den Anfängen der Erdentwicklung zurückblicken, liegt es an unseren Gehirnzellen. Dagegen sind wir ziemlich machtlos. Aber nicht ganz! Und hier treffen wir wieder auf das in unseren Köpfen wohnende Krokodil.

Als vor ungefähr 45 Millionen Jahre Mutter Erde entstand und sich intelligentes Leben entwickelte, blieb nach diversen fiesen Naturkatastrophen wie Meteoriteneinschlägen und anderen Unannehmlichkeiten wie Erdbeben, Flutwellen, Waldbränden und Riesenstaubwolken von den Dinosauriern nur mehr Staub und Asche über.

Übrig blieben auch Schildkröten, Eidechsen und Schlangen. Und Krokodile! Viele, viele Krokodile.

Die Temperatur sank langsam wieder und die Erde beruhigte sich.

Was des einen Leid, ist bekanntlich des anderen Freud und als die Dinos verschwanden, machten sie Platz für die bis dahin bedeutungslosen Säugetiere und Vögel, die vor 65 Millionen Jahren in der Erdneuzeit die Erde als Beuteltiere, Urhuftiere, Raubtiervorläufer und Vögelchen bevölkerten.

Bienen, Ameisen und Insekten kreuchten und fleuchten alleine in der Botanik herum, ein wenig später tummelten sich dann auch schon die ersten Menschenaffen zwischen Eulen, Geiern und Enten.

Und dann, dann kam der Mensch dazu und die Katastrophe nahm ihren Lauf. Denn unglücklicherweise hatte die Evolution den irren Plan, das Stammhirn von Mensch, Krokodil, Schildkröte, Eidechse und Schlange mit den gleichen Gehirnzellen auszustatten.

Ja, Sie haben richtig gelesen. Sie und ich denken in diesem Moment genau wie Krokodile, Schildkröten, Eidechsen und Schlangen.

Und das, geschätzte Leserin, werter Leser, ist das gravierendste Problem der Menschen: In jedem von uns denkt ein Krokodil, das in bestimmten Situationen nur drei einfache Regeln kennt, an die es sich auch stets gewissenhaft hält.

Regel Nummer eins lautet: Friss dich voll!
(Fühl dich wohl)

Regel Nummer zwei lautet: Vermehre dich!
(Verbreite deine Art)

Regel Nummer drei lautet: Friss andere auf oder hau
möglichst schnell ab. Geht beides nicht, stell dich tot.
(Schütze dich)

Das Krokodil im Krokodil und in uns ist also ziemlich simpel und durchaus gewaltbereit gestrickt; es hat gelernt, dass Hunger nicht fein ist und man in sich hineinstopft, was gerade zu kriegen ist. Ist man satt, schüttet das Gehirn Dopamin aus- und Dopamin macht süchtig nach noch mehr Dopamin, egal, ob es sich dabei um ein Krokodilgehirn, ein Menschengehirn oder ein Hundegehirn handelt.

Dopamin ist die Belohnungsdroge schlechthin; es macht, dass wir uns gut und zufrieden fühlen. Es macht, dass wir Menschen gierig nach Zucker, Erfolg, Macht, Kokain oder sonst was sind und es erinnert uns immer wieder an die vergangenen lächerlichen Millionen Jahre der Hungerzeit, um uns vor einem neuerlichen Aussterben zu bewahren.

Ist das Reptil satt, pflanzt es die Art fort, um sie durch möglichst weite Verbreitung der Gene vor dem Aussterben zu bewahren.

Es greift an und macht einen Rückzieher, wenn der Feind zu groß ist. Ist der Gegner aber übermächtig, tut es so, als wäre es gar nicht da.

Als der Mensch vor 12000 Jahren sesshaft wurde und sich sein Leben vom Jäger zum landbesitzenden Bauern veränderte gab es plötzlich Dinge, die ihm gehörten, Land, das es zu bearbeiten und zu verteidigen galt. Menschen begannen, Macht über andere Menschen auszuüben. Gemeinsames Sammeln und Jagen war zum Überleben nicht mehr nötig. Was nun zählte, war einzig die Leistung des Einzelnen und der Besitz des Einzelnen, nicht der Gruppe. Das bisherige soziale Gefüge zerfiel und wurde wertlos, die Aggression wurde geboren, weil die Sicherheit der vertrauten Gemeinschaft plötzlich wegfiel und man viele Dinge besaß, die man unbedingt behalten wollte (Dopamin!) und die man daher auch sicher aufbewahren musste (Cortisol!). Den Preis der Evolution bezahlten wir mit Stress, Existenzangst, Konkurrenzkampf und sozialer Isolation, denn bekanntlich wird einem nichts geschenkt.

Das Krokodil in uns macht es also möglich, dass wir sehr schnell (von Null auf Hundert!) gewaltbereit sind und Hundemüller, der Gringo und der kleine mexikanische Hundefrisör mit ihren Alpha-Wolf-Dompteurnummern überhaupt so erfolgreich werden konnten. Dopamin belohnt den schnellen Kick, der dann entsteht, wenn man andere unterordnet und in den Griff bekommt. Dopamin belohnt den Quick-Win, der mühelos erreicht, wofür andere hart und lange arbeiten müssen.

Ein gewaltbereites Wesen erreicht sein Ziel schneller oder sofort und das Gehirn denkt erfreut: „Juhu! Danke für das Dopamin! Nur weiter so!". Fehlt noch die Empathie, sind dem Dominator die Konsequenzen seines schnellen Erfolgs ziemlich schnuppe. Wirkt ja, oder? Der Rest ist egal- da muss der Untergebene eben durch! Mit Gewalt kann wirklich jeder Mensch Hunde sofort unterordnen, aber von Erziehung kann man dann wahrlich nicht mehr reden. Aggressives menschliches Verhalten dem Tier gegenüber und brutale Methoden sowie tierschutzwidrige Zwangsmaßnahmen sind leider an der Tagesordnung, und sehr viele finden das durchaus in Ordnung. Wenn man ein artfremdes Wesen ohne Rücksichtnahme unterjocht, nennt das der Volksmund *abrichten*. Und schon sind wir mittendrin im Hunde-Jammertal.

Als der Führer des Deutschen Reiches, Herr Adolf Hitler, Wolf, Blondie und Co neben zahlreichen Menschenleben achselzuckend im Vorbeigehen verheizte, stand ihm Hundemüller mit Anleitungen zur Hundeabrichtung hilfreich zur Seite. Er erließ Instruktionen, die bis heute (!) in gewissen Jäger- und Züchterkreisen ihre Gültigkeit haben und auf der Dominanz-Theorie fußen, deren Brutalität jeden Neandertalertumult in den dunkelsten Schatten stellt. Blöd nur, dass Säugetiere für so ein Leben in Dauerstress, permanenter Existenzangst, ständiger Konkurrenz und einem dauerhaft hohen Aggressionslevel evolutionär nicht geschaffen sind, ohne gravierende Spuren davonzutragen: sie werden krank.

Im zivilisierten 21. Jahrhundert geht es nun aber gar nicht mehr um das körperliche Überleben, welches durch das Krokodil geschützt wird. Nachdem unsere Existenz meist gut abgesichert ist, Speis und Trank, Hab und Gut im Überfluss da sind, sollte man meinen, dass das Krokodil entspannt die Augen schließt und im Sumpf zahnerneuernd vor sich hindöst. Weit gefehlt. Das Krokodil ist immer wachsam und es ist allzeit bereit. Nun geht es heute zwar ums geistige Überleben, um das eigene Ego, das gestreichelt, gehätschelt und gepflegt werden will, aber das fällt dem Krokodil überhaupt nicht auf. Ihm ist es nämlich völlig egal, welches Überleben es verteidigt. Es fragt nicht lang nach, sondern schnappt einfach zu.

Ein Beispiel gefällig? Der Aggressionslevel in einer Stadt wie Wien ist immer hoch. Oft reicht schon die tägliche Fahrt mit dem Auto und das Krokodil sieht sich gezwungen, unser Selbstwertgefühl zu verteidigen. Andere greifen uns an, fahren aggressiv, nehmen sich den Vorrang, zeigen den Finger. Wir sind aber doch im Recht!

Ha!, sagt das Krokodil und ist zur Stelle, was'n hier los? Kein Dopamin, nur schlechte Laune? Wer macht Ärger? Maul auf und weg mit ihm! Wir wechseln in Sekundenschnelle in den Reptilien-Modus und verhalten uns auch so. Was aber das Gegenüber dazu animiert, ebenfalls sofort echsengleich zu reagieren und in den Krokodil-Modus zu verfallen, um sich zu verteidigen. Aggressives Verhalten und gefährliche Missverständnisse sind dadurch vorprogrammiert, keiner gibt nach. Zuerst wird die Kraft ausgetestet und erst dann stellt sich einer tot, ist einer tot- oder man fährt schäumend davon, weil die Ampel umschaltet.

Was den Hundehalter und seinen besten Freund betrifft, so ist allein das Reptiliengehirn schuld, dass der genetisch mit weniger Empathie gesegnete Mensch unter allen Umständen, um jeden Preis und unter widrigen Bedingungen seinen Willen durchsetzen, sein Ziel erreichen will, und zwar ohne Rücksicht auf sein Umfeld. Gnadenlos werden alle ihm zur Verfügung stehenden unfairen Mittel und sich bietenden Möglichkeiten ausgenutzt, um schnellen Erfolg zu haben. Oft sind hier vor allem materiell orientierte Menschentypen, die sich selbst der Nächste sind, zu finden, wie mein Nachbar, der mittelalterliche Millanista*, über den wir in diesem Buch noch öfter stolpern werden. Es ist eine eigene, archaische Weltanschauung dieser unsensiblen, krokodil-gesteuerten Menschen, in denen nur deren Vorteil und das eigene Wohl zählt und man sich ausschließlich über Reichtum, Statussymbole und Macht definiert.

Was eignet sich besser, wenn man schon alles hat, als ein teurer Hund, den man hemmungslos dominieren und unterordnen kann? Der, falls er kaputtgeht, nahtlos durch den nächsten ersetzt wird?

*Ein/e Millanista ist ein/e Anhänger/in Cesar Millans

Diese Hirntypen schaffen sich eine Welt, in der nur Materialismus und Egoismus zählen, hier ist kein Platz mehr für die Bedürfnisse anderer Lebewesen.
Wer sich nur über seinen Kontostand, seine Villa, seine Karriere oder seine Macht definiert, hat keinen Raum mehr in seinem Leben für Mitgefühl oder die Wünsche anderer. Es gibt nur ihn. Er alleine hat recht, egal, was andere sagen.

Erst vor hundert Jahren konnte die Wissenschaft beweisen, dass die Zellen des menschlichen Stamm- und Kleinhirns denselben Zellbauplan haben wie die Stammhirn- und Kleinhirnzellen der seit 300 Millionen Jahren existierenden Amphibien.

Da das Krokodil gerne Macht ausübt und die Machtausübung mit Dopaminausschüttung belohnt wird, entstehen Lustgefühle. Dopamin ist die dunkle Seite des Mondes, die Königin der Macht. Dopamin ist der Kaviar, das Zepter vom Krokodil, und ausnahmslos alle Menschen, die Spaß daran haben ihre Haustiere oder Mitmenschen zu unterwerfen, zu quälen und zu dominieren, sind dopamingesteuerte Junkies. In ihnen regiert ein riesiges ungezähmtes Urzeittier, eines, das in einer düsteren Höhle ihres Kopfes wie einst in den Grotten von Nimmerland sein Zuhause hat. Es hat bereits Hooks rechte Hand gefressen und Hook steht als Beute an allererster Stelle, wenn es sich auf die Lauer legt. Im Inneren des Krokodils ist die Uhr, die die ganze Zeit laut tickt, und somit jedem seine Anwesenheit verrät.

Das Krokodil ist zwar schon lange da und es hat große Macht, aber es ist nicht unbesiegbar.

Denn da ist Käpt'n James Hook, Erzfeind Peter Pans und Anführer der Piraten, er ist groß und stark und eigentlich ein Bösewicht. (Nun kann man das so oder anders sehen, ich persönlich stand immer schon mehr auf der Seite der Piraten als auf der Seite von Pan.)

Auch in uns trägt Käpt'n Hook einen eisernen scharfen Haken statt der rechten Hand. Er symbolisiert einen Teil der Großhirnrinde, ganz speziell den präfrontalen Cortex, also den Stirnlappen, der verantwortlich ist für die Kontrolle über das Krokodil. Hook ist aber nicht nur Krokodilbändiger, sondern auch Wächter über das Limbische System, das ich hier vereinfacht mit einer Ratte vergleichen möchte.

Im Laufe der Jahre entwickelte sich jener Gehirnteil, der in jedem Säugetiergehirn den Sitz der Emotionen darstellt, und den man wissenschaftlich das Limbische System nennt. Die Arbeit des Limbischen Systems besteht hauptsächlich darin, das Verhalten anderer Säugetiere zu erfassen, zu erahnen, vorauszusagen, zu spüren und nachhaltig abzuspeichern. Hier ist das Domizil der Ratte, die das Krokodil genauso zurückweisen kann wie Hook.

Durch die Ratte erinnert sich unser Gehirn daran, wer ihm Gutes oder Böses angetan hatte, also wer Freund oder Feind ist. Es wäre nicht das Hirn, gäbe es nicht auch Futter und Belohnung: Das Limbische System erkennt den Freund und bindet sich an diesen. Dadurch wird das Bindungshormon Oxytocin ausgeschüttet, das dafür verantwortlich ist, dass wir uns wohl fühlen. Wir sind einfach gestrickt und fühlen uns wohl, wenn wir uns geliebt und sicher fühlen.

> Bindung=Oxytocin, Sicherheit=Oxytocin.
> Keine Bindung oder Furcht vor Fremden= weniger oder gar kein Oxytocin= Unwohlsein.

Die Ratte ist nicht nur für Kuschelstunden verantwortlich, sondern auch für die Sicherheit: Sie speichert angsteinflößende Erlebnisse im Gedächtnis ab und ruft sie in ähnlichen Situationen unbewusst sofort wieder ab. Nachdem die Kommunikation unter Herdentieren, und dazu zählen wir Menschen, auch nonverbal unser Gehirn anregt, sieht das Verhalten bei Gefahr folgendermaßen aus: Einer rennt, weil es brennt, und alle rennen ihm nach. Einer schaut in den Himmel, alle anderen schauen ebenfalls. Der Herdentrieb bewahrt die ganze Herde vor grobem Unheil, daher ahmen die anderen den Einzelnen nach.

Fatalerweise funktioniert das auch beim Flüstern so: Einer haut auf den Hund drauf, alle anderen schlagen ebenfalls zu. (Wobei schlagen wahlweise durch zischen, würgen, Futterentzug oder anderes ersetzbar ist.)

Genau dieser Herdenmechanismus erklärt nicht nur die Gefolgschaft des einen oder anderen flüsternden Rattenfängers von Hameln, sondern auch weshalb unsere Hunde uns so genau beobachten: das ist indirekte Kommunikation. Da sie komplett von uns abhängig sind, ahmen sie uns nach. Haben wir Angst, haben sie auch Angst. Sind wir entspannt, sind sie es auch. Rennen wir weg, rennen sie mit. Hüpfen wir über den Zaun, um ihn zu überwinden, tun sie es ebenfalls. Essen wir, essen sie auch.

Dazu passend habe ich für Sie eine ganz entzückende Geschichte, die ich Ihnen nicht vorenthalten möchte. Mein Höllenhund holt sich, wenn ich mir ein Butterbrot mache und mich dann zum Essen hinsetze, sein Brotscherzerl und nagt, dabei möglichst nah an mich geschmiegt, darauf herum. Nur solange ich esse! Daher ist es so wichtig, gemeinsam mit seinem Hund eine Mahlzeit zur gleichen Zeit und im gleichen Raum einzunehmen. Wir Menschen essen bei Tisch, der Hund isst in unserer Nähe auf seinem Essplatz. Es gibt kein Betteln, da jeder aus der Familie zum gleichen Zeltpunkt der gleichen lebenserhaltenden Beschäftigung nachkommen kann: der Futteraufnahme. Regel Nummer eins des Krokodils „Friss alles, was du kriegen kannst!", ist erfüllt und es hat nun keinen Grund um aufzuwachen. Es schläft und die Ratte spendiert zum Nachtisch auch noch eine große Portion Oxytocin.

Wir sind alle zufrieden, ganz eng miteinander verknüpft, leben ein Ritual, wir machen Dinge gemeinsam! Wir sind ein Team, das macht uns stark, gibt uns Halt, stärkt das gegenseitige Vertrauen. Wir sind eine Familie, eng verbunden, einer für alle, alle für einen.

Es ist eine genetische Notwendigkeit diese gemeinschaftlichen Signale zu empfangen, Dinge von einander abzuschauen und nachzumachen, miteinander zu erleben und umzusetzen. Je enger unsere Hunde mit uns verbunden sind, desto mehr ahmen sie unser Verhalten in bestimmten Situationen nach.

Sie binden sich an uns, *wenn* sie uns vertrauen können, nicht *weil* sie uns vertrauen müssen. (Enttäuscht man dieses Vertrauen ständig, wächst daraus die Angst.) Sie lernen, indem sie uns nachahmen.

Sie fühlen sich wohl, weil die enge Bindung an einen Freund jede Menge Oxytocin ausschüttet und wenn sie uns erfolgreich nachgeahmt haben und selbst Erfolg hatten, wird auch noch Dopamin nachgelegt: das Glückshormon vom Krokodil.

Sie können gar nicht anders, denn durch das Beobachten von Verhaltensmustern der Herde sind sie in der Lage, ihre Welt vorhersehbarer und damit kontrollierbarer zu machen. Je kontrollierbarer eine Situation ist, desto weniger Angst erzeugt sie.

Sie erinnern sich? Eine kleine Prise Oxytocin und man fühlt sich wohl. Ein Hauch Dopamin und man wird high. Und die Welt wäre für unsere Hunde in Ordnung.

Wenn es da nicht noch die Sache mit dem Alpha-Geschwurbel gäbe.

Aber das ist eine andere Geschichte, der ich mich im nächsten Kapitel widmen muss.

Über Alphas, Tiefbegabte und Flüsterer

Alpha! Dieses Wort, das auf den ersten Blick so romantisch anmutet wie eine amerikanische High-School-Verbindung, ist in Wirklichkeit ein sehr ernstes Wort für eines der schlimmsten Verbrechen, das wir Menschen an Hunden begehen. Alpha bedeutet, dass einige von uns den Hunden (und den Wölfen sowieso) den Krieg angesagt haben.

Dominanz ist eines der meist missbrauchten Worte, die Sie in der Hundewelt hören werden. Egal ob es sich ums Futter oder ums Verhalten dreht, der Hund ist garantiert immer irgendwo bei irgendetwas dominant. Sagt ausgerechnet die Rasse, die den immer schwerer zu bändigenden Vierbeiner nur mit Würgeschlingen, Stachelhalsband und Elektroschocks in den Griff kriegen kann, damit er sie nicht nachts im Schlaf überrascht, sich zähnefletschend über sie stellt und geifernd das Blut aus ihren Halsschlagadern trinkt, nachdem er sie mit einem Nackenbiss getötet hat.

Wir dominieren und unterwerfen unsere besten Freunde und zwar ohne im Geringsten darüber nachzudenken oder auch nur ansatzweise zu ahnen, was das für Konsequenzen hat.

Wenn ich das Wort Alpha höre, fällt mir ganz spontan Laika ein, die arme Hündin, die man ganz alleine und zum Tode verurteilt in einer Rakete ins All schoss. Unter lautem Jubel der Menschheit. Die Menschheit jubelt immer ziemlich laut, vor allem dann, wenn es nichts zu bejubeln gibt, das hängt mit dem Herdentrieb zusammen, wie wir wissen.

Bei Alpha denke ich auch an das Alpha- und Omega-Zeichen auf einer Erstkommunionskerze, Symbole für Anfang und Ende. Alphas sind die Ersten, Omegas die Letzten. Aber ist das wirklich so?

Als ich begann dieses Buch zu schreiben, geriet ich in eine unangenehme Situation, in die ich mich absichtlich hineinmanövriert hatte. Ich startete auf Facebook einen Aufruf und ersuchte meine Freundinnen und Freunde, bei diesem Buch mitzumachen. Ich bat sie, mir ihre Meinung zum Thema Alpha-Wolf, Hundeflüsterer und ganz allgemein ihre Erfahrungen im Umgang mit Menschen, die ihre Hunde nach der Dominanz-Methode „abrichten", zu erzählen.

Viele liebe Menschen haben sich die Mühe gemacht und mir ihre Beiträge zum Buchthema geschickt, deshalb steht auf dem Buch auch „Bela Wolf und Freunde".

Diese Freunde nicht zu enttäuschen sollte mir auch ganz eigennützig als Motiv und Ansporn dienen, das vorliegende Buch überhaupt zu schreiben. Denn ich wusste bereits bevor ich mit dem Schreiben begann, dass es nicht nur ein sehr heikles Thema ist, über die Grausamkeiten, die in der Hundewelt vorherrschen zu berichten und zwar so, dass es auch erträglich lesbar wäre, sondern auch eine frustrierende Arbeit, die ich gewissenhaft immer wieder monatelang vor mir herschob. Ich zeichnete stattdessen lieber bunte Bilder von befreundeten Menschen und deren Hunden. Denn mal ehrlich: Wer schreibt schon gerne ein Buch über Tierquälerei? Um nichts anderes handelt es sich: Das vielgepriesene, allgegenwärtige Flüstern ist Tierquälerei in ihrer reinsten Form, die mitten unter uns sprießt und gedeiht, wächst und sich vermehrt. Im stillen Kämmerlein, hinter den nachbarlichen vier Wänden, auf Hundeabrichteplätzen, auf offener Straße! Das Geschäft mit der Hundeflüsterei boomt, das Gewerbe geht ab wie die sprichwörtliche Hölle und übertrumpft sogar das der Abzocker, die gerne für hundert Euro ein paar Minuten lang mit den Seelen toter Tiere (oder der verblichenen Ur-Oma) sprechen.

Verzweifelte oder ahnungslose Hundehalter scheuen nicht davor zurück bis zu 400 Euro für eine Einzelstunde in der tierischen Folterkammer hinzublättern, gerne auch im Zehnerblock. Natürlich schwarz, denn das Geld fließt oft unversteuert, meist unter dem fadenscheinigen Vorwand eines gemeinnützigen Vereins, in private Geldbörsen. Diverse Anhänger der Dominanz-Methode verdienen sich mit der Hundeprügelei goldene Nasen, genau wie neuerdings die Heiler, die Menschen und Tiere für viel Geld (meist nach einem langen Leidensweg) unter die Erde bringen.

Wir sind von Fortschritt und Wissenschaft so weit entfernt wie es Laika war, als sie einsam dem Mond entgegengondelte und dann tot zur Erde zurück schwebte.

So einsam und verloren sind auch unsere Hunde, unsere geliebten Haustiere, und Schuld daran trägt ganz offensichtlich nicht nur das Krokodil, sondern auch die nachweisliche Verdummung der Menschheit.

Dieses wissenschaftlich fundierte Phänomen des seit Beginn des neuen Jahrtausends jährlich kontinuierlich sinkenden Intelligenzquotienten hat einen Namen, man bezeichnet es als den umgekehrten Flynn-Effekt. Als James Flynn, Professor der Philosophie, 1972 in Neuseeland bemerkte, dass die Menschen weltweit besser in IQ-Tests abschnitten als 1947, ging ein Raunen durch die Welt. Man erahnte zukünftige Genies, nannte die Ergebnisse der weltweiten Intelligenz-Studie frohlockend den Flynn-Effekt und fiel 2004 unsanft aus allen Wolken, als die IQ-Kurve einen satten Knick nach unten machte. Wieder machte sich Herr Flynn an die Arbeit und stellte in neuen Studien fest, dass sich seit den bunten siebziger Jahren (genau gesagt zwischen 1970 und 1993) die Intelligenzzunahme verlangsamt hatte. Ab 1994 begann sie dann kontinuierlich zu sinken. Der nun leider umgekehrte Flynn-Effekt ließ nichts Gutes für die Einsteins der Zukunft ahnen und man suchte nach einem Grund. Unterschiedliche Theorien kursierten; die einen übten Kritik an den IQ-Tests, die ständig verändert wurden, die anderen glaubten an Sprachbarrieren. Es gab Studien, die bewiesen, dass reiche Eltern klügere Kinder hätten und dann kamen Herr Spitzer und Herr Korte und schoben die zunehmende Verblödung der menschlichen Denkwarze der digitalen Welt in die Schuhe.

Ich bin ein Befürworter der Schilddrüsen-Theorie, die den Klugheitsrückgang durch Jodmangel begründet. Kein oder zu wenig Jod in der Schwangerschaft, und Kinder kommen als Kretins oder bestenfalls nur tiefbegabt zur Welt. Schon ein leichter Jodmangel beeinträchtigt die Gehirnreifung, weil in der Embryonalentwicklung alles mit allem verbunden ist. Wobei wir wieder beim Krokodil, der Ratte und Hook gelandet wären und so schließt sich der Kreis. Die Schilddrüse wird durch Jodmangel größer, damit sie den Jodmangel ausgleichen kann und zu ihrem fehlenden Jod kommt. Lahmt die Schilddrüse, sieht es düster aus mit fast allem im Körper, im menschlichen wie im tierischen: Nicht nur Gehirn- und Körperwachstum bleiben zurück, auch Depressionen und Reizbarkeit, Aggressivität und Nervosität, Demenz und andere Unpässlichkeiten treten ans Tageslicht der Betroffenen.

Spitze des Eisberges ist, dass nicht nur Jodmangel die Produktion der Schilddrüsenhormone dramatisch beeinflusst, was in weiterer Folge Flynn sehr betrübte, auch, und nun spitzen Sie bitte die Ohren, diverse Giftcocktails, die wir täglich aus Wasser, Nahrung und Luft aufnehmen, gelten als endokrine Disruptoren, also Störenfriede des Hormonhaushalts. Das fand Barbara Demeneix in einer Studie an Kaulquappen heraus. An dieser Stelle haben wir den Anschluss an die

Wirbeltiere wiedergefunden, da alle Wirbeltiere, genau wie die zukünftigen Frösche, eine Schilddrüse besitzen. Barbaras Kaulquappen wurden, durch den Zusatz von Pestiziden ins Kaulquappen-Zuhause, auf Grund der gestörten Schilddrüsenfunktion nie zum Frosch. Das erklärt nicht nur viele unglückliche Märchen-Prinzessinnen, sondern auch die Zunahme von Schilddrüsenerkrankungen beim Hund- und die damit verbundenen unangenehmen Symptome wie aggressives Verhalten, Müdigkeit, Überdrehtheit oder ständige Unruhe.

Und so erklärt sich auch die fehlende Einsicht der Zweibeiner, bei gefährlichen Trends besser das Gehirn einzuschalten, welches offensichtlich als zurückgeblieben eingestuft werden muss, sieht man sich ein wenig in der Welt von Instagram und den Influencern um. Nach "Bird Box" und "Tide Pod", (sollten Sie das nicht kennen, kein Verlust), entsteht fast täglich ein neuer, gefährlicher Trend in den sozialen Netzwerken. Aktuell rasiert man Hauskatzen das schützende Fell ab, damit sie, entstellt, gestresst und vielleicht auch noch todbringend eingefärbt, wie kleine Dinosaurier aussehen. Für ein Foto! Menschen, die gemeinhin zu dämlich sind, ihrem langhaarigen Stubentiger zuhause alleine den Arsch abzuwischen und dafür einen Tierarzt aufsuchen müssen, schaffen es, eine ganze Katze alleine zu rasieren!

Beliebt auch die "Shell On Challenge", wo Jugendliche mit offensichtlicher Dementia Praecox Lebensmittel inklusive Verpackung essen und sich dabei filmen. Ob Plastikverpackung, Alufolie, Obstschale oder Papiertüte: Die neu grassierende Seuche Dummheit kennt keine Grenzen- auf der Suche nach dem Oscar für bühnenreife Blödheit spielt man gerne mit dem eigenen (oder fremden) Leben. Für ein paar Likes. Diese Generation der zukünftigen Alpha-Menschen, die ihre erhabene Intelligenz stets über die der Hunde stellen, ist zu zurückgeblieben um den Hausverstand zu benutzen, der sie vor großem körperlichem Schaden bewahren könnte. Wer Plastikverpackungen isst braucht in der Tat einen Führer, der ihm den Weg nach draußen zeigt. Solche Menschen fallen logischerweise auch in Sachen Hundehaltung gnadenlos auf diverse Flüsterer herein. Vielleicht ist aber einfach noch nicht genug Mikroplastik im Essen.

Ein sehr feines Symbol für den typischen Alpha-Gefolgsmann eines beliebigen Flüsterers dieser Welt findet man in der esoterisch angehauchten Welt: Im Tarot repräsentiert Alpha die Narrenkarte, was durchaus passt. Alpha, auf Hebräisch, Arabisch und Aramäisch auch Aleph, die Zahl aller Zahlen, die Mächtigkeit unendlicher Mengen und somit die Kabbala der Mathematik, ist auch die erste Zahl der Numerologie. Diese entspricht dem Narren und in der Apokalypse dem Lamm Gottes, steht jenseits aller Zeit. Leichtgläubig geht der Narr direkt auf jeden Abgrund zu, an seiner Seite ein weißer Hund, der ihn vor dem Absturz bewahrt. Wie sehr mancher Alpha-Typ vor sich selbst und seinem Wahnsinn bewahrt werden muss, zeigt auch das hebräische Wort für Wahrheit, Aleph Mem Tav, das den ersten, den mittleren und den letzten Buchstaben des hebräischen Alphabets gebraucht. Die besondere Bedeutung dieses einfachen Wortes besteht darin, dass die Wahrheit ewig ist und man, um die Wahrheit zu erreichen, alles von Anfang, Mitte und Ende betrachten muss. Genau so sollte man auch den zukünftigen Trainer seines Tieres betrachten: von allen Seiten. Der echte Alpha, so es einen gäbe, wäre daher ein sehr weiser Mensch. Die selbsternannten Sektenflüstermitglieder mit dem IQ von Schafen (sorry, Schafe!) sind von wenigstens partieller Weisheit aber so weit entfernt wie die echten Schafe vom Mann im Mond. Und weil ich ihn so liebe, darf ich zum Abschluss dieses doch ziemlich traurigen Kapitels der Menschheit Douglas Adams zitieren:

„Viele kamen allmählich zu der Überzeugung, einen großen Fehler gemacht zu haben, als sie von den Bäumen heruntergekommen waren. Und einige sagten, schon die Bäume seien ein Holzweg gewesen, die Ozeane hätte man niemals verlassen dürfen."

Wie wahr.

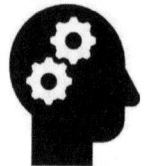 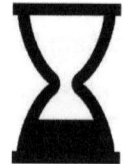 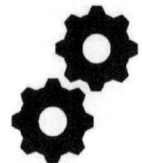

Das Bermudadreieck der Hunde

Ich fahre hier einfach nahtlos mit Adams Worten fort: "Am Anfang wurde das Universum erschaffen. Das machte viele Leute sehr wütend und wurde allenthalben als Schritt in die falsche Richtung angesehen.". Schön, oder?

Und so passend, wenn es um die Alpha-Spezies geht, die wir in diesem Kapitel näher betrachten. Die vorhin schon erwähnte Narrenkarte erzählt, dass vom Narren geprägte Beziehungen auf dem naiven Glauben an die Festigkeit der Beziehung aufbauen und zwar so, dass einer der beiden Partner zum Narren gehalten wird, Verspieltheit und Verrücktheit immer nur einem von beiden zum Vorteil gereichen. Der andere hingegen muss unter dem Pakt leiden, denn der Narr avanciert ganz schnell zum Soziopathen. Bingo! Dass in der Mensch-Hund-Beziehung niemals der Hund der Soziopath ist, ist dem geschätzten Leser sicher klar. Es ist immer der Hundeführer, der meist alles andere als ein Führer ist. Oft ist er einer, der selbst einen Wegweiser braucht, um mit dem Hund, der völlig fremden, undurchschaubaren Alien-Spezies klar zu kommen.

Wir haben außerdem schlichtweg verlernt, mit Tieren umzugehen, und zwar so, dass diese (oder wir) keinen nachhaltigen Schaden nehmen.

Eine recht traurige Entwicklung, die vor ein paar Jahrzehnten völlig undenkbar war. Konnte früher jedes Kind komplikationslos mit jedem Hund kommunizieren, gehen heute die Medien über von fast wöchentlichen Bissverletzungen, tödlichen Vorfällen mit Listenhunden und qualvoll zu Tode gekommenen Hunden, die nach der Dominanz-Methode vom Halter selbst oder von dessen Alpha-Wolf-Trainer stranguliert wurden. In Zeiten von Social Media wollen Hundehalter schnelle, laute Bilder und keine langatmigen Lernprozesse. Zusätzlich spielt die Politik eine bedeutende Nebenrolle, was man an der 2019 aktiven roten Tierschutzbeauftragten in Österreich gut beobachten kann. Sie trotzt Gutachten und Begründungen hochrangiger Veterinäre der VMU Wien, und auch die Argumente der selbstständigen praktizierenden Tierärzte Österreichs gehen ihr am Allerwertesten vorbei. Die Dame erließ allen Argumenten zum Trotz über Nacht eine Verordnung, nach der alle Hunde nach einem Beißvorfall sofort zu euthanasieren seien. Alle anderen beißwütigen Bestien sind im Freien immer nur mit Maulkorb und Leine zu führen und wenn es nach der neuen Verordnung ginge, sollten am besten gestern alle Hunde generell von der Bildfläche in der Versenkung verschwinden. Frau Tierschutz ist da leider nicht alleine, denn die Hundehasser werden täglich mehr. Wann genau man begann, Hunde zu tyrannisieren, lässt sich zeitlich recht schwer abgrenzen; die Hochblüte der Hundezerstörung fand mit Sicherheit unter Heinrich Himmler statt, der 1942 eine

Reorganisation des Diensthundewesens aller SS- und Polizeiinstitutionen anordnete und einen Diensthunde-Beauftragten für das „Diensthundewesen beim Reichsführer SS" einsetzte, nämlich SS-Standartenführer Franz Mueller, später auch Hundemüller genannt. Oswald Pohl erschuf zeitgleich die Hauptabteilung DI/6 „Schutz- und Suchhunde", die zuständig für Beschaffung, Zucht und Ausbildung von Hunden und Ausbildung von deren Führern sowie für Veterinärangelegenheiten war. Auch hier mischte Hundemüller nebenamtlich fleißig mit um Himmlers Wünschen gerecht zu werden. Dessen Ziel war, dass „Hunde, die an der Außenseite der Lager revieren, zu derartig reißenden Bestien erzogen werden, so wie es die Hetzhunde in Afrika sind. Sie müssen so abgerichtet sein, dass sie mit Ausnahme ihres Wärters jeden anderen zerreißen.". Um das zu erreichen wurden die Hunde tagsüber weggesperrt und nur nachts bei Dunkelheit im Lager freigelassen. Rudolf Höß, der in Auschwitz als Kommandant das Sagen hatte und 1943 die Diensthundeangelegenheiten des Führers übernahm, befasste sich mit weiteren Wünschen Himmlers, dem vorschwebte, „dass man Hunde so abrichten müsste, dass sie die Häftlinge ähnlich wie eine Schafherde ständig umkreisen und eine Flucht so verhindern könnten.".

Daraus entstand sogar ein Buch: „**Abrichten und Führen des Jagdhundes**", verfasst von Hundemüller und Möst. Es beschrieb die brutalsten Varianten der Tierquälerei, auch wie man unerwünschten „unreinen" (weil nicht reinrassigen) Nachwuchs trächtiger Hündinnen entsorgte (indem man die Welpen auf den Kopf schlug oder lebendig in der Erde verscharrte), und dergleichen mehr. Der unglaubliche Wahnsinn der ersten Auflage aus dem zweiten Weltkrieg war bis vor kurzer Zeit noch in Google-Books online lesbar. 1994 erschien tatsächlich eine Neuauflage im Kynos Verlag, die 2019 nur noch im Antiquariat erhältlich ist. Es bestand und besteht ganz offensichtlich Nachfrage danach. Und man fragt sich: Kann das sein? Ja, es kann.

Vielleicht haben Sie zufällig irgendwann von dem Werk **„Die deutsche Mutter und ihr erstes Kind"** gehört. Der Ratgeber war 1934 ein brauner Bestseller und beinhaltete Ratschläge zur Kinderabrichtung, denn Erziehung kann man das nicht nennen. Die Autorin, Lungenfachärztin Dr. Johanna Harer, erinnert im Text stark an Herrn Eintopf, der empfiehlt, Hunde auf keinen Fall zu beachten, um sie zu dressieren. Hier ein kleiner Auszug aus dem bis 1987 (!) erhältlichen Gruselschocker: „Mutter und Kind soll man sofort nach der Entbindung trennen und ihr das Kind nur zum Stillen reichen. Den Säugling solle man in ein Zimmer gesperrt schreien lassen, um ihn abzuhärten. Dies sei eine „Kraftprobe" zwischen Mutter und Kind, die die Mutter immer gewinnen muss. Auch ein schreiendes und ungezogenes Kind wird kaltgestellt und so lange nicht beachtet, bis es sein Verhalten ändert.".

Wenig verwunderlich, dass nach dieser Erziehung 90 Prozent der Menschheit an Gott, die Heilkraft der

Homöopathie und an die Glorifizierung eines nicht einmal für irgendetwas, geschweige denn für Hundetraining qualifizierten eingewanderten Nichts glauben. Das Unheil nahm seinen Lauf und das Fernsehen tat und tut sein Bestes, damit die Bekanntheit diverser Bestien niemals abflaut.

Es ist nicht der Heilige Geist in dieser Dreifaltigkeit gemeint, der offensichtlich seinen Weg vom Himmel in die Köpfe mancher Menschen nicht finden kann, um sie ein wenig zu erleuchten. Es sind die drei magischen Worte Bewegung, Disziplin und Zuneigung, die Auferstehung feiern aus dem braunen Sumpf der Vergangenheit. Denn des Führers Schergen sind dank Hundemüller immer noch im Gedächtnis vieler Hundehalter und so war es einfach, gar nicht erst von der Brutalität abzukommen und den Weg, den SS-Müller vorgab, weiterzugehen.

Was dann geschah, kennen Sie ja bereits: Ein brutaler Hundehaarkünstler, der zusätzlich als Hunde-Gassigeher sein illegales Dasein fristete, dominierte mit *konsequenter* Gewalt den ungezogenen Hund einer Schauspielerin. Der Vierbeiner unterwarf sich (weil er gar keine andere Wahl hatte) und Señor Jefe wurde schlagartig vom Smith-Clan an die Spitze der selbsternannten Hundeexperten katapultiert, wo er nahtlos in die Fußstapfen der braunen Garde trat. Er vertuschte das Nazi-Grauen, indem er einfach die alten Worte gegen zeitgemäße austauschte, und aus Sätzen wie „der Hund sei dem Hundeführer durch gebrochenen Willen und mit aller Konsequenz und Schärfe untergeordnet!" eine dunkle Triade zauberte, der eine entmündigte, willenlose Schafherde seither lächelnd folgt: **Bewegung, Disziplin und Zuneigung** waren geboren.

Was auf den ersten Blick fast schon lächerlich klingt, ist bei näherer Betrachtung fatal und kostete vielen Hunden das Leben. Wir reden vom Bermudadreieck des Schreckens. Geheimnisvoll ist es und unergründlich, wie das mystische Dreieck im Atlantik, wo nördlich der Karibik Schiffe und Flugzeuge spurlos vom Radar der Menschheit verschwinden und nie wieder gefunden wurden. Das Teufelsdreieck inspirierte Autoren und Wissenschaftler für eine Vielzahl literarischer Werke, Filme und Internetseiten. Dieses hier inspiriert hingegen Tiertrainer, es ist ein Aufruf zur Gewalt gegen Hunde.

Bewegung, Disziplin und Zuneigung sind so eine krankmachende Trias, deren unerforschbares Geheimnis, dem Bermudadreieck gleich, verantwortlich sein könnte für das plötzliche und unerklärliche Verschwinden von Gesundheit und Wohlbefinden unserer Hunde.

Was aber macht unsere Hunde wirklich krank? Warum sind immer mehr Hunde chronisch leidend, statt gesund und munter? Warum verschwinden all ihre liebenswerten Eigenheiten, warum versucht man ihre Triebe tot zu therapieren, mit allen möglichen und unmöglichen, fragwürdigen Mitteln weg zu trainieren? Sexualtrieb? Jagdtrieb? Verteidigung von Futter und Revier? Warum? Wozu hat man dann einen Hund?

Statussymbol? Prestige? Modetrend? Langeweile? Einsamkeit? Die Antwort ist so einfach wie erschreckend: Es ist die Lust an der Unterwerfung, die Freude, totale Macht über ein Lebewesen zu haben.

Das Dreieck "**Bewegung, Disziplin und Zuneigung**" bedeutet für den Hund Stress, Schmerzen, Todesangst, Überforderung sowie jeglichen Mangel an menschlicher Obsorge und Zuneigung. Es macht krank.

Simpel gesagt heißt das, wir zerstören unsere Hunde systematisch. Was wir nicht selbst kaputt machen, lassen wir andere vollenden: Die Coachs ("**Griass euch, Dog-Coach!**"), die Heilerinnen, die Mediatoren, die Futterberater, die selbsternannten Trainer-Onkel und Psycho-Tanten. Wir überfordern Hunde, wir füttern sie falsch und wir verhalten uns nicht so, wie sie es verdient hätten. Wir sind weder loyal, noch teamfähig und grottenschlechte Anführer sind wir noch dazu. Und wir arbeiten täglich daran, die seelische und körperliche Gesundheit unserer Hunde nachhaltig zu zerstören. Um im gleichen Atemzug verwundert zu fragen, warum der Köter dauernd kränkelt. Ja, warum?

Dann beginnt die Odyssee von Tierarzt zu Heiler und von Mediator zu Coach. Jeder gibt seinen Senf dazu. Heilerde, Kortison, Anabolika, Antibiotika, gelbes Licht, Homöopathie, dubiose Salben, Silbertropfen und Spezialfutter erledigen den Rest, um Hunde möglichst gründlich zu zerstören. Man kauft Hundemagazine, vollgestopft mit Kräuterschwachsinn und Kühlmattentipps für heiße Tage, sucht in der

Zuckerkugel-Ecke, in der Naturmedizin-Nische und in der Erzengel-Schublade.

Wonach eigentlich?

Nach Antworten?

Die Antwort lautet: Lasst die Hunde endlich in Ruhe. Hört nicht auf fahrlässige Tipps. Hört endlich auf, ihnen die Futterschüssel unterm Fressen weg zu reißen. Hört auf, ihnen Kekse auf der Nase zu drapieren und diesen Schwachsinn auch noch online zu stellen. Lasst sie in Ruhe, lasst sie machen. Lasst sie Erdlöcher graben, lasst sie Hund sein. Lasst sie spielen, auch mal richtig dreckig werden, lasst sie in Frieden fressen. Gebt auf sie acht. Bringt sie zum Tierarzt, wenn sie krank sind. Gebt ihnen die Möglichkeit sich zu bewegen, ohne sich dabei zu überfordern oder zu verletzen. Hunde sind wie kleine Kinder: Sie kennen ihre Grenzen nicht. Kleine Kinder lässt man auch nicht den ganzen Tag Bergtouren absolvieren oder gegen den Strom schwimmen, nur weil sie es gerade so toll finden. Montiert ihnen keine „Hausleine" um den Hals, um sogar im sicheren Hafen ständig auf sie einzuwirken, so etwas erfinden nur kranke, dominante Geister, die ständig Kontrolle über ein wehrloses Lebewesen haben wollen. Dominante Menschen, die irgendein Opfer suchen, verordnen 24-Stunden-Beißkörbe und Hausleinen, weil sie sonst keinerlei Chance hätten, auf ein kluges, liebevolles, menschliche Worte verstehendes, alles verzeihendes, niemals nachtragendes Lebewesen dermaßen tierschutzwidrig einzuwirken. Da sind nämlich Zähne vorne dran am Hund. Die im Ernstfall gefährlich werden können, wenn man den Inhaber bis zum Äußersten reizt, seine korrekten Signale unentwegt ignoriert, seine Warnungen in den Wind schlägt. Mit Recht wehrt er sich dann! Menschen sind dumm. Hunde nicht.

Kluge Menschen, die ihre Hunde wirklich lieben, kämen niemals auf so schwachsinnige Ideen sich von Dog-Coach XY zu **TSSSSSSSSSSSSSSSS!!!** und **KSCHHHHHHHHH!!!** verleiten zu lassen.

Fast täglich ist der Alpha-Wolfsschmarrn oder der Rudelstellungskram auf den Straßen zu sehen. Zuerst Fußtritte, die aus dem Nichts kommen und die Hunde absichtlich schwer verletzen und ihnen, außer noch mehr Angst und Schmerzen, rein gar nichts „beibringen". Darauf folgt dann der Alpha-Wurf, fast wie das Amen im Gebet.

Einen Hund aufgrund irgendeines unerwünschten Verhaltens, das seinem Menschen gerade nicht in den Kram passt (sei es das Verbellen eines anderen Hundes oder das Hochspringen an Menschen zur Begrüßung) auf den Boden zu ringen, ihn am Rücken liegend zu fixieren (wo er sich doch ohnehin schon längst unterworfen hat!) und ihn dabei noch lange und wortlos am Hals zu würgen- bitte, geht es noch schlimmer?

Das tut der Wolf doch auch, denken Sie?

Ja, der tut das gelegentlich.

Der tut das genau dann, wenn er beschließt, seinen Feind zu killen.

Diese Menschen versetzen ihren Hund damit in Todesangst vor dem endgültigen, dem tödlichen Biss an der Gurgel. *TODESANGST*! Nichts ist schlimmer!

Dieses Szenario hat nichts mehr mit Rangordnung und dem anderen unnötigen Trainer-Quatsch zu tun. Der Hund denkt, man will ihm das Einzige nehmen, was er besitzt: sein Leben.

Geht das endlich in die Gehirne dieser herzlosen, abgestumpften, allwissenden, wohlstandsverwahrlosten Hundeguru-Fans hinein? Nein.

Menschen, deren Hunde im Ernstfall zuverlässig abrufbar und einsetzbar sein müssen, um Leben zu retten oder Menschen zu beschützen (wie die Bergrettungshunde oder die Polizeihunde), haben zwar offensichtlich längst begriffen, dass man mit gewaltfreier Hundeerziehung bessere Ergebnisse erzielt.

Nur die eingeschworene Schicht der Flüsterer-Elite begreift das nicht. Diese Herrschaften brauchen Rudelcamps und Gewalt, um ihre aufmüpfigen Hunde, die nichts als die alleinige Weltherrschaft anstreben, zu meistern. Und sind sie gegen Señor Sombrero, finden sie traurigerweise immer noch den Gringo toll. Über dessen Dominanzgetue Sie später noch ausführlich lesen werden.

Was Sie dagegen tun können? Bleiben Sie stehen und klären Sie Hundehalter auf, wenn Sie so ein Tier in Not sehen. Wenn Sie bemerken, dass ein Mensch seinen Hund bedroht, rufen Sie das Veterinäramt und die Polizei. Es ist gesetzlich verboten, eigene und fremde Tiere absichtlich zu quälen. Wegschauen hilft nicht. Es ist auch verboten, sein Tier hungern zu lassen und es nur für eine erbrachte Leistung zu füttern.

Mit den Hunden hingegen stimmt alles. Sie sind die Opfer der überzivilisierten Menschheit, der dümpfigen Hundeflüsterer, die weltweit das große Geld machen mit falschen Versprechungen plötzlich handzahmer Tiere.

Hunderttausend gehörnte Weiber, die irgendeinem Hundeguru wie wilde Hornissen folgen, und sei er noch so brutal, noch so ungebildet, noch so offensichtlich hundeunkundig und ohne jegliche Ausbildung, finden das aber in Ordnung. Spannender Nebenaspekt, dass sich gerade die Brutalo-Coaches immer als Retter der Hundewelt aufspielen. Jeder von ihnen hat garantiert selbst gerade drei oder vier furchtbar bissige, riesige, blutrünstige Monster aus dem Tierschutz in letzter Sekunde dem sicheren Tod entrissen und "resozialisiert". Vorzeigehunde aus der dunkelroten Zone, die ohne das Coach-Wunder garantiert längst in den Hundehimmel aufgefahren wären. Hauptsache man hat eine herzerweichende rührige Geschichte eines geretteten Hundes bei der Hand, um das leichtgläubige

Publikum damit zu füttern. Sie können nachschauen, die handhaben das tatsächlich alle so.

Die richtig große Kohle macht man aber nicht nur mit dem Dog whispering, sondern auch mit Hundefutter. Da offensichtlich ohnehin keiner weiß, was Hunde fressen, ist das ein leichtes Spiel für die Futtermittelindustrie, in Windeseile Gift an Hund und Herrn zu bringen.

Und als Sahnehäubchen aufs Dessert kommt öfter mal eine Hundehalsbandherstellerin daher, hochgeschobene Freundin einer Polit-Bonzin, die herzige Artikelchen über Hundeernährung schreiben darf und uns alle aufklärt: Hunde essen jetzt gerne gesunden Salat! Yeah! Rucola, Rhabarber und Spargel finden sich genauso im Hundenapf wie das nachweislich mit Giftstoffen belastete Bio-Quinoa und die gute alte Heilerde, die fröhlich den Magen verstopft und auch noch zusätzlich den Darm gründlich verschließt. Der tägliche Knochen darf da keinesfalls dabei fehlen. Neben Hardcore-Barfen ist das allgegenwärtige Vegan noch immer voll im Trend, um seinem Hund das Leben wirklich gründlich zu versauen.

Was kommt noch nach? Vielleicht die tägliche Darmspülung? Etwas Fremdkacke-Transplantation gegen Allergien, falls es mal knapp wird mit der billigen Kortisondosis übers Wochenende? Da verdienen sich einige gerade goldene Nasenlöcher an der Marke Hund, die schon aus dem letzten Loch pfeift, weil der Mensch sie zerstört, wo es nur geht.

Hunde erzieht man, indem man auf ihre Eigenheiten eingeht. Jeder Hund ist anders, es gibt kein Grundrezept für Gehorsam. Hunde brauchen mehr Liebe und Aufmerksamkeit als je zuvor. Das sollte an erster Stelle stehen, nicht an letzter. Was sie nicht brauchen ist „Konsequenz" (was auch immer das heißt!), Militärdrill, Alphagedöns, Leinengerangel und Schreie. Sie brauchen kein Hundecamp und keinen Zisch-Häuptling. Sie brauchen Ruhe und Schutz vor gefährlichen Menschen und möglichst ausreichend leckeres und nahrhaftes Futter. Sie brauchen viele Stunden Schlaf und ein bisschen Spaß im Leben. Sie brauchen die Nähe eines freundlichen Zweibeiners. Sie brauchen kein rohes aufgetautes Fleisch mit dubiosen Gemüsezusätzen, die sie gar nicht verdauen können und die auch nicht satt machen. Und auch keine Öle, Kräuter und Futterzusätze. Nicht so schwer, sollte man meinen. Warum schaffen das dann achtzig Prozent der Hundehalter nicht?

Die Liebe des Publikums ist grenzenlos. Hat es erst einmal einen Narren am Stück gefressen, kann der Protagonist machen was er will. Das ist die Antwort auf die Frage. Das Publikum an der Hand zu nehmen, zu führen und zu berühren, das ist das Ziel. Leider fühlen sich sehr viele Irrlichter vom falschen Schauspieler berührt. Man kann nicht immer alles verlangen, man hofft, vielleicht ist es nur einer, der versteht, vielleicht zehn. Aber man hofft.

Zurück zur teuflischen Trias „Bewegung, Disziplin und Zuneigung", den drei eisernen Eckpfeilern des Flüster-Universums.

Hunde, die nicht von Geburt an völlig automatisiert menschliche Befehle ausführen, bezeichnet man gerne als neurotisch, aggressiv, dominant oder einfach nur schlecht erzogen, unwillig, dumm oder nicht sozialisierbar. Meist handelt es sich einfach nur um ganz normale Hunde, die noch nie im Leben irgendetwas falsch gemacht haben und die trotzdem zum Handkuss dieser Brachialmethode kommen. Warum? Weil es vielen Besitzern überhaupt nicht gelingt, mit ihren Hunden gewaltfrei zu kommunizieren. Sie können einfach mit ihren Tieren nicht umgehen!

Oft sind es schwer traumatisierte Hunde mit einer furchtbaren Vergangenheit, in der sie nichts als Leid, Hunger und Gewalt erfahren mussten, die ihr Futter verteidigen (was ihr gutes Recht und völlig nachvollziehbar ist), oder Hunde, die nicht über glatte Böden gehen wollen, aus Angst darauf auszurutschen (was ganz leicht mittels Teppichboden behebbar wäre, statt sie hundertmal gewaltsam über den glatten Boden zu zerren), Tiere, die nicht mit Herrchen im Pool plantschen wollen, weil sie im Tierheim bei Raufereien mit dem Schlauch angespritzt wurden oder irgendwo ihm Fluss entsorgt wurden und nur knapp überlebten, die Opfer eines Flüsterers werden.

Die Liste wäre endlos, ich erspare Ihnen hier Details, denn mit ein wenig Phantasie und ein paar Blicken in soziale Netzwerke kann sich der werte Leser ein Bild machen, was ich mit alltäglicher Gewalt gegen Hunde meine.

Es macht mehr als betroffen und traurig. Man kann nachts nicht mehr ruhig schlafen, so traurig macht einen das. Ganz furchtbar ist, dass dieses ganze „Bewegung, Disziplin und Zuneigung"-Geschwurbel auf den ersten Blick gar nicht so schlimm aussieht, sondern in Maßen durchaus logisch klingt. Aber leider nur im ersten Moment.

Schaut man auch nur einen Hauch genauer hin, sieht man in jeder TV-Folge des kleinen, flüsternden Autokraten (wann hat er jemals geflüstert?), in jedem online gestellten Video, in seinen Büchern und unter seinen Anhängern stets nur eines: rohe, bestialische, unmenschliche Gewalt. Die verharmlost wird. Beschönigt, weggeredet, dummgeschwiegen, beschwichtigt, glorifiziert und verherrlicht durch die immer infantilen, sich stupide wiederholenden Ausreden seiner infizierten blinden gefühlsamputierten Fans.

Bewegung, Disziplin und Zuneigung sind die charmante Untertreibung für rohe Gewalt gegen wehrlose traumatisierte Hunde, die eigentlich immer nur eines wollen: ihren Menschen alles recht machen. Jedes Jahr wieder tourt Señor Enano quer durch Europa, auch, weil er in den Staaten längst kein Leiberl mehr reißt. Und jedes Jahr wird **der gute Patròn, der Hunde so unfassbar liebt,** mit seiner Methode wieder vielen weiteren Vierbeinern das Leben unsagbar schwer machen. Es wird wieder Fußtritte geben, neue Fans werden dazu kommen, es wird gewürgt, gezerrt, geschockt, am Stachelhalsband hochgerissen, mit der Fingermethode geboxt, am Laufband fertig gemacht, hinter dem Fahrrad her geschliffen werden, oder Hunde werden in Hundelagern abgegeben *("Die machen sich das dann schon untereinander aus!"),* sowie absichtlich furchterregenden Situationen ausgesetzt. Blut wird fließen in Strömen. Schmerzen wird es geben und sehr viel Leid. Das volle Programm seiner selbsternannten Heiligkeit, wie wir es schon seit vielen Jahren kennen, hört niemals auf. Jedenfalls nicht im altmodischen Europa. *Er ist wieder da!* Gekommen, um zu bleiben.

Wie ist das im 21. Jahrhundert möglich, wo sich doch so viele Hundehalter selbst als tierlieb und hundefreundlich beschreiben? Wie kann sich ein unwichtiger Gnom an Merchandise-Folter-Artikeln dumm und dämlich verdienen, wieso wachsen Heiler, Exorzisten, Gurus und Flüsterer wie Pilze aus dem Boden und keinem fällt das auf, keiner findet das ansatzweise verstörend oder wenigstens sonderbar? Hundehalter haben die Wahl: Sie könnten sich für den gewaltfreien Weg der Kommunikation und für die Liebe zum Tier entscheiden, könnten aufstehen und sagen „Ist der Typ irre? Sperrt ihn weg!". Stattdessen jubeln sie, setzen ihre besten Freunde Misshandlungen und Torturen aus, über die Blaubart sich entzückt hätte, und lachen. Sie lachen, während die Fellnasen leiden, und reden dabei andauernd von ihrer riesengroßen Liebe zum Hund. Die Liebe aber versteht und verzeiht. Sie fügt niemals Schmerzen zu, sie gibt, sie nimmt nicht. Sie verlangt nichts, sie fordert nichts. Sie lässt los. Und wenn die Leine los ist und der Hund freiwillig zurückkommt, weil er ohne seinen Menschen nicht sein mag, dann ist der Pakt geschlossen. Sonst ist es eher ein brutales Kräftemessen, bei dem immer nur einer gewinnt: der Stärkere. Der mit den Händen, die schlagen, den Füssen, die treten und dem Hirn, das sich bestialische Dinge ausdenkt. Dinge, die menschenunwürdig sind, immer von Flüsterern empfohlen werden und schnell Wirkung zeigen, um den Schwachen unterzuordnen. Als Nebenwirkung entsteht massives Leid. Das ist die Alpha-Methode. Alles andere ist gelogen. Wo sehen die Menschen hin, wenn sie diversen Tierquäler-Protagonisten im Fernsehen zusehen, wo bleibt der gemeinsame Aufschrei gegen die Gewalt und das so offensichtliche Grauen, wieso werden die Anhänger immer mehr?

Liegt es an der Neigung der Menschen, sich gerne führen zu lassen? Sind Sektenführer deshalb so erfolgreich, weil Menschen immer mehr vereinsamen und Anschluss suchen? Egal wo? Egal wie? Solange ihnen nur eine selbsternannte Autoritätsperson sagt, was zu tun ist? Ist das Alpha-Gruppenkuscheln?

Erinnern Sie sich an Charles Manson? Er leitete eine streng autoritäre Kommune und neigte zu Gewaltausbrüchen. Er entwickelte eine wahnhafte Ideologie, von der er seine Anhänger überzeugen konnte. Der Sektenführer ging davon aus, dass es im Jahr 1969 zu einem Rassenkrieg kommen würde, durch den alle Weißen vernichtet würden. Nach dem Krieg würden sich dann die Afroamerikaner Manson als Anführer unterwerfen.

Muss man Mister Enanito nicht ebenfalls als einen strengen Sektenführer sehen, der seine Anhänger von seiner Ideologie überzeugen konnte? Die davon ausgeht, dass jeder Hund, so er nicht absolut demütig jede Sekunde und in jeder Phase seines Lernens und Lebens gehorcht, sich völlig unterordnet und zum Sklaven des Menschen wird, ebenso in Kürze die Weltherrschaft an sich reißen würde?

Manson ging zum Glück ins Gefängnis. Dennoch besuchten ihn im Hochsicherheitstrakt seine Fans, eine junge Frau wollte ihn sogar heiraten. Denn selbst wenn es sich um echte Massenmörder handelt: Fanatikern ist alles recht! Wirklich alles! Noch gefährlicher als bekennende Fans sind wütende Fans. Fans, die ihren Anführer verteidigen, weil man die Wahrheit nur schwer zugeben kann. Weil nicht sein kann, was nicht sein darf.

Der, dessen Namen man hier nicht nennen darf, rettet doch Hunde! Er misshandelt sie nicht! Niemals! Er liebt sie! Er hilft ihnen! Er flüstert, ach wie liebevoll und besorgt er mit Vierbeinern flüstert, das Herz geht einem auf bei so viel Liebe.

Erst wenn sich beim eigenen Hund die ersten Krankheitssymptome als Nachwehen dieser Methode zeigen, hinterfragen vielleicht einige Anhänger die zweifelhaften, tierschutzwidrigen Handlungen. Eher aber nicht. Wenn wieder ein geschundenes Tier über die idiotische Regenbogenbrücke gegangen ist, brechen die Sombrero-Jünger/Innen in ihr falsches Geheul aus, genau wie mein Nachbar. Als dessen ehemaliger Hund viel zu früh starb, kaufte er die teuerste Urne und begrub ihn mit Pauken und Trompeten unter irgendeiner dekorativen Zimmerpflanze, die ebenfalls kurz darauf das Zeitliche segnete. Zeitlebens war der Hund zwar immer das blöde Arschloch, im Tod aber plötzlich ein geliebter Heiliger, den er innig betrauerte.

Wie passt das zusammen?

Käme jemals ein Tierarzt auf die Idee solche Alpha-Methoden anzuwenden, könnte er auf der Stelle zusperren und hätte obendrein eine saftige Anzeige von der Tierärztekammer am Hals. Aber gegen selbsternannte Gurus ist kein Kraut gewachsen. Schuld ist der Konsument, der mündige Hundehalter, derjenige, der da mitmacht. Grundsatzdiskussionen im Netz ohne Ende zu diesem Thema. Entfreundungen. Unzählige Befürworter. Menschen, die ihre Hunde krank flüstern. Trainer, die Mister Enanos Methode nachahmen und empfehlen. Haufenweise wird nach Beweisen für Tierquälerei verlangt, wo es doch reicht, einfach hinzusehen! Immer und immer wieder die alte Geschichte von geretteten Red-Zone-Hunden.

Man sieht ja täglich auf Wiens Straßen, wohin das führt: Fußtritte in die Weichteile, vorzugsweise Richtung

Becken- und Bauchgegend, Strangulationen und Rucke mit Ketten und Halsungen Modell "Giftzwerg", für Kreditkartenbesitzer leider auch schon via Internet in Österreich lieferbar.

Wie das Prinzip funktioniert?

Ich erkläre jetzt die Dominanz-Methode zum gefühlten hunderttausendsten Mal, und ich werde sie immer und immer wieder erklären, so oft und so lange, bis wirklich alle verstanden haben, was beim „Flüstern" mit den Hunden passiert.

Zuerst muss man den Hund erschöpfen, indem man das Tier am Würgehalsband kilometerlang ganz knapp am Fahrrad nebenher rennen lässt oder es am Laufband befestigt und darauf traben lässt, bis es niederbricht. Dann ist der Hund "ruhig und ausgeglichen". Das ist der Punkt „**Bewegung**".

Die Folgen der „Bewegung" reichen von der Überlastung der gesamten Wirbelsäule und des gesamten Bewegungsapparates (Bandscheibenvorfällen, Bänderrisse, Zerrungen, Quetschungen, Prellungen, Frakturen, Muskelrisse, Verstauchungen) bis zu Kreislaufkollaps und Herzversagen. Bis zum Tod ist beim Punkt „Bewegung" alles drin.

Man kann Hunde auch zu Tode erschöpfen. Das Herz hört dann einfach auf zu schlagen. Junge Hunde kann man sehr schnell übertrainieren und überfordern, ihre noch im Wachstum befindlichen Organe werden in der

Entwicklung schwer gestört und geschädigt. Da braucht man gar nicht stundenlang zu trainieren, bei Welpen reicht schon eine kurze heftige Trainingseinheit, um ihre Gelenke und Bänder nachhaltig zu zerstören. Gestört wird natürlich auch die Psyche dieser Hunde. Vielfältige psychosomatische Krankheitsbilder wie unerklärliche, aus heiterem Himmel immer wiederkehrende Durchfälle, häufiges Erbrechen, Gelenksschmerzen, Gereiztheit, Appetitlosigkeit, Schwächung des Immunsystems, Autoimmunkrankheiten, Allergien, Atopien und die ganze Bandbreite der Erschöpfungssymptome bis zum Burn Out entstehen. Das alles lässt echte Sombrero-Fans aber kalt, denn es ist ja nicht wahr. Auch nicht, wenn es der Tierarzt sagt, dieser besserwisserische, neidige Trottel. Nach dem täglichen, mehrmaligen Erschöpfungsritual wird vom Flüsterer anempfohlen, den Hund hart auf Gehorsam zu trainieren und wir finden uns wieder beim Punkt „Disziplin". Bei dem man mit der geballten "Dreifingermethode" (die Fingerstöße sollen „Hundebisse" imitieren, wenn es nicht so unendlich makaber wäre, könnte ich sogar darüber lachen) und stets begleitet von lauten Zisch- oder Drohlauten *(TSSSSSSSSSS!),* mehrmals hart in den Hundehals oder wo man gerade hin trifft, fest in den Hundeköper stößt. Gleichzeitig macht der Fuß hinterrücks- und für den Hund völlig überraschend- einen festen Tritt seitlich in die Weichteile der Becken- und Bauchregion.

Hundebisse nachmachen? Soll das ein Scherz sein? Leider kann man darüber keineswegs lachen. Das Botox-

Männchen meint das völlig ernst. Selbst wenn es auch nur ansatzweise mit wölfischem Verhalten vergleichbar wäre (was nicht der Fall ist!), welcher Hund, der andauernd von seiner Hundefamilie „zurechtgebissen" wird, wäre noch geistig normal? Im Zwinger nennt man das „Mobbing". Der Alpha-Zwerg empfiehlt es. Und er ist nicht alleine.

Die Folgen dieser immer verharmlosten „Stupserchen" und „Trittchen" sind umfangreich. Schäden der inneren Organe, Nierenblutungen, Milzrisse, Leberblutungen, Schäden an den Geschlechtsorganen, Blasenrupturen, Beckenknochen-, Wirbelsäulen-, und hintere Extremitäten-Frakturen oder Verstauchungen sind die schwerwiegendsten Konsequenzen dieser Methode. Geradezu harmlos muten dagegen Blutergüsse, Verstauchungen und Prellungen an, die man dank Fell nicht mal sieht. Eine Prellung ist übrigens schmerzhafter als ein Knochenbruch.

In weiterer Folge wird empfohlen „immer" El Asustins Halsband zu benutzen, (gegebenenfalls ein Ketten- oder Stachelhalsband, falls man das Original grad nicht bei der Hand hat), damit man den Hund damit fröhlich strangulierend durch die Luft wirbeln, ihn hochheben oder wenigstens daran heftig und ruckartig zerren und herumreißen kann. So, dass es ihm mal endlich richtig weh tut! Dieses Halsband besteht aus zwei ver-bundenen Teilen, damit es nicht verrutscht. Es ist extra dünn und so konzipiert, dass es direkt hinter den Ohren anliegt, dadurch genau auf beide Karotiden, Parotiden und auch den Kehlkopf drückt. Es sperrt ganz schnell die Blutzufuhr zum Gehirn ab und nimmt dem Hund die Luft zum Atmen. Die Drüsen (Parotiden) werden dabei gequetscht und geschädigt. Erstickungsanfälle, hochgradige Sauerstoffunterversorgung, Ohnmacht, Herzrasen, Kehlkopfschäden, Schäden der Speiseröhre und der Lunge sowie Lungenemphysem, Lungenödem, Glaukom, Augenaustritte und schwere Panikattacken sind die Folge. Der Hund erleidet Todesangst. Fallweise stirbt der Gequälte an Genickbruch. Tritt der Tod das eine oder anderer Mal sofort ein, ist man dann vielleicht doch ein wenig verwundert.

Und schuld ist immer noch nicht der Hundeführer. Schuld ist möglicherweise die Unvernunft des Hundes, der ständig so dämlich in die Leine springt und sich lebhaft wehrt, wenn er sich unsicher und gestresst fühlt und sich dabei selbst stranguliert. Hätte er halt früher kapiert, dass das weh tut! Hätte er halt gefolgt! Hätte er doch wissen müssen, der Rabenbraten, oder? Den Fehler, den sucht man weder beim Flüster-Onkel noch bei sich selbst. Schuld ist immer der Hund! Der Idiot.

So denkt auch mein Nachbar, der Politik-Scheriff, für den nichts zu schade, nichts zu teuer und zu gut ist und der sich nicht entblödet, grinsend und absichtlich vor seinem hungrigen abgemagerten Hund die leckersten Dinge in sich hineinzufressen. Die er ihm vorher geradewegs vor die Nase hält, nur um sie sich dann selbst ins Maul zu schieben. Damit der Hund sieht, wer der Boss ist! Wer der echte Alpha ist! Das erzählt er dann stolz, sonst wüsste ich es nicht, da ich zum Glück nicht mit dem Herren essen muss. Der Hundewelpe vom Nachbarn war wirklich der bravste ruhigste Hund, den ich je kennengelernt habe, trotzdem hat sich Herr Nachbar wie ein Hühnerhabicht auf ihn gestürzt und ihm eine übergezogen, wenn er nicht gleich parierte. Wohlgemerkt, ein ohnehin ängstlicher, hochsensibler Welpe, der sich am liebsten den ganzen Tag lang unterm Tisch verkrochen hätte, nur damit ihn keiner bemerkt. Der arrogante Parteiritter, beratungsresistent und egozentrisch, reich, aber zu geizig um den Tierarzt zu bezahlen, den er gerne gratis konsultierte, ließ den Hund keinem anderen Menschen zugehen, geschweige denn anfassen. Nur er durfte der Kaiser sein, der allmächtige anbetungswürdige Alpha. Sein Motto lautet: Was Arbeit macht und nicht aufs Wort gehorcht muss weg. Tür zu und Licht aus. In früher Jugend gab das nachbarliche Alpha-Ungeheuer schon mal so ein dominantes, unbezwingbares Schäferhund-Mistvieh beim Bundesheer ab. Der taugte halt nix! Sogar nach den vielen Prügeln war der immer noch dominant.

Flüsteranhänger sind genau die Menschen, die in jeder Beziehung nie zufrieden zu stellen sind, und denen es auch die lieben Mitmenschen niemals wirklich recht machen können.

Wohl deshalb nimmt der Beziehungsstatus „Single" und „Es ist kompliziert" dermaßen zu und endet in „Geschieden". Und dann jammern alle, wenn sie irgendwann alleine und einsam sterben.

Das müsste nicht sein. Beim Hund beginnts, beim Menschen setzt es sich fort. Wie sagte Mahatma Gandhi so treffend: „Die Größe und den moralischen Fortschritt einer Nation kann man daran messen, wie sie ihre Tiere behandeln." Unser Fortschritt ist vielerorts bereits ein Rückschritt.

Gottlob gibt es auch viele Menschen, die sich tatsächlich wie Menschen verhalten und ihre Hunde wie beste Freunde behandeln, sie lieben, wertschätzen, nichts von ihnen erzwingen, für sie sorgen und ihre Loyalität, Treue und Freundschaft zu schätzen wissen. Diese Menschen werden niemals einsam sterben, selbst wenn sie keinen Lebenspartner finden, denn mit einem Partner auf vier Pfoten sind sie nie allein. Und einsam schon gar nicht.

Aber schauen wir uns nun mal kurz in der Hundewelt um und sehen uns dabei die Hundebesitzer, die den Flüsterer so toll finden, genauer an. Die, die absoluten Gehorsam beim leisesten Apell fordern, die nach der Dominanz-Methode Hunde "abrichten".

Wer sind diese Menschen? Lieben sie ihre Tiere nicht? Oder wollen sie bloß nicht genau hinsehen, weil es doch immer stimmen muss, was ein selbsternannter Guru ohne Ausbildung und ohne Empathie von sich gibt? Und da sind sie, die am anderen Ende der Leine. Es sind Menschen, die bei sich selbst offensichtlich keinerlei Disziplin kennen. Ich sehe übergewichtige, selbstgefällige Männer in schmuddeligen Jogginganzügen und Kapuzenshirts, denen der fette, ungepflegte behaarte Arsch beim Bücken und beim nach unten Treten heraushängt, sodass man schon bei deren Anblick Brechreiz bekommt. Die dann ihre Hunde hinterrücks in die Flanken treten, ach nein, es sind keine Tritte, es sind ja nur „Trittchen", pardon, fast schon Streicheleinheiten mit der geschmeidigen, in derbe Stiefel verpackten Fußsohle, während sie dabei laut fluchend ein wenig auf die Straße ausspucken und keinerlei Argumenten zugänglich sind. Und dann sehe ich leider sehr viel mehr Frauen als Männer, Walküren, die noch viel brutaler als die Männer agieren und denen man nachts nicht in die Klauen fallen möchte. Brutale asoziale jähzornige Hyänen, die hemmungslos und haltlos auf ihre Hunde hintreten und zischen, als wären die der Feind oder der Teufel in Person und die als Aufseherinnen im Dritten Reich nahtlos durch absolute Gefühllosigkeit und Obrigkeitstreue mithalten hätten können.

Die Elite der Hundeführer, Caballero Jefes Schergen. Als fühlten Hunde keinen Schmerz, wenn man sie tritt, würgt, prügelt und anbrüllt. Pardon: Stupst. Mit einem Wort: Diszipliniert! Hunde, die ihre Menschen anbeten, sie bei jeder Bewegung flehentlich und hilfesuchend ehrfürchtig ansehen, ob es eh in Ordnung geht, dass sie auch mal Harn absetzen, irgendwo zwischen rennen, treten und würgen, ob sie auch wirklich alles richtig gemacht haben, um nicht den nächsten Tritt in die Rippen, den Bauch oder die Geschlechtsteile zu bekommen. Hunde, die zu Erinnerungen fähig sind, Hunde, die Worte verstehen können. Hunde, die immer noch bedingungslos an ihren menschlichen Zombies hängen mit einer Ausdauer und Liebenswürdigkeit, die einem schier das Herz zerreißt beim Hinsehen. Auf deren ungeschützte Rücken es Schläge hagelt. Von oben herab auf ein hilfloses Lebewesen einzuschlagen ist ein Kinderspiel. Jeder Depp ist dazu in der Lage.

Die gequälten, gedemütigten Hunde der Alpha-Anführer heißen alle ausnahmslos Fuuuuuuß! Sitz! Platz! Aus!, hören nie ein liebes Wort, sind immer nur der furchtbare Köter, das unerzogene Gfrast, das depperte Arschloch, dürfen nie geliebter Hund sein, nie anderen Menschen zugehen oder sich streicheln und loben lassen, müssen immer aufpassen, dass sie sich nicht den kleinsten Fehler leisten. Denn ihr unberechenbarer dominanter Menschenherrscher lässt das nicht zu. Ein falscher Blick nach rechts, ein Millimeter zu spät reagiert und schon setzt es wieder Prügel oder Gezische. *TSSSSSSSSSSSSSSSSSSS!*
Nicht gleich beim ersten gebrüllten „Hier" herbeigeeilt? Schon werden erneut Rucke und Tritte ausgefasst.

Das alles findet im Namen des Alpha-Wolfs statt, den es nie gegeben hat und auch niemals geben wird. Aber selbst ist man schon ziemlich zimperlich. Man geifert was das Zeug hält gegen alles, was lebt und vor allem gegen Menschen, die über die Folgen dieser Methoden aufklären. Man stellt Tierärzte als dumme Landeier hin, stellt Befunde und Gutachten, die zwar für Gerichtsbeschlüsse und Auftrittsverbote reichen, in Frage, selbst Videos, die den Meister des Grauens in Aktion zeigen, sind immer nur gefaked. Auch wenn sie wegen gefährdender Inhalte vom Netz genommen wurden. Gefälscht! Gelogen! Man bewertet Bücher schlecht, wo dem Flüsterer nicht auf Knien gehuldigt wird, selbst wenn man diese niemals gelesen hat. Hundezeitungen weigern sich, die Wahrheit über den Ober-Flüsterer zu drucken, aus Angst, sie könnten verklagt werden oder es würden Alpha-Leser abspringen. Bitte keine Scherereien! Lieber den Mund halten und zusehen, wie Hunde weiterleiden. Dafür ein wenig Heiler-Blödsinn für den Regenbogen-Leser aus der Mottenkiste hervorholen, sowas lesen vor allem die Damen gerne.

Nichts, gar nichts, ist Beweis genug für diese fanatischen Anhänger, die aber selbst schon gerne weinen, wenn sie ein blaues Fleckchen haben. Die selbst gerne mit Samthandschuhen angefasst werden. Das schon. Disziplin kennen sie bei sich selbst nicht. Auch mit der Bewegung hapert's irgendwie, man sitzt lieber am E-Rad mit Helm und Knieschoner, während man den armen Vierbeiner am Halsband stundenlang ohne Pause zu Tode erschöpft. Ihn hinterher zerrt und ihn und alle anderen Verkehrsteilnehmer dabei gefährdet. Auch wenn er krank ist. Auch wenn es verboten ist. Auch wenn man den Felltrottel eigentlich viel lieber hinter dem fahrenden Auto her schleifen würde. Auch wenn die Sonne mit vierzig Grad glüht. Das spielt alles keine Rolle, im Dominanz-Universum ist ein Hund nur ein Sub-Ding, welches man zu verbiegen hat, möglichst schnell, egal wie, damit es dem König der Welt, dem Menschen, der Krone der Schöpfung, gehorche. Und zwar immer.

Und auf die Sekunde bitte! Alles andere wäre dominant. Also vom Hund. Eh klar. Noch Fragen?

Und da wäre dann noch der dritte Eckpfeiler, die **„Zuneigung"**, denn aller guten Dinge sind bekanntlich drei. Diese letzte Zutat ist bitte immer nur in homöopathischer Dosis anzuwenden, im Zweifelsfall lieber gar nicht. Bloß dem Hund nicht zu verstehen geben, dass man ihn mag! (Mag ihn so ein Hundehalter wirklich?) Er könnte sonst das Ruder an sich reißen und die ganze Welt unteralphen, nicht nur seinen eigenen Menschen. Das darf nie passieren! Niemals!

Woran es mangelt? Kann es sein, dass die Welt nur deshalb selbsternannte Gurus braucht, weil die meisten Menschen verlernt haben, auf ihr Herz zu hören? Weil die Welt täglich schneller und immer brutaler wird und die, die da nicht mehr mithalten können und daran zerbrechen, ihren täglichen Frust an einem schwachen Hund auslassen müssen? Damit es ihnen selbst wieder besser geht? Warum will niemand verstehen, dass Gewalt immer nur Gegengewalt erzeugt? Dass die Endlosschleife der frustrierten, dominierten Hunde immer nur kranke, gestresste Tiere erzeugt? Die ihren Frust und ihre angestaute Verzweiflung dann an anderer Stelle wieder herauslassen müssen?

„Aber er rettet sie doch!"

Wie kann es sein, dass es so viele Menschen gibt, die das Sombrero-Männchen als Helden feiern, seine Methoden gutheißen, sie bei einem Lebewesen anwenden, das eigentlich ihr Freund sein sollte, nicht ihr Feind? Würden die das auch bei einem Menschen machen? Ihn demütigen, schlagen, treten, würgen? Und dann sagen, es war nichts? Werden oder wurden sie selbst so behandelt, dass sie es an ein hilfloses Lebewesen weitergeben? Der beste Freund des Menschen ist der Hund, ein Lebewesen mit reiner Seele und innigster Verbundenheit zum Menschen. Diesen so dominant zu behandeln spricht Bände über die Menschheit. Wir vernichten unsere Hunde. Wir machen sie mit allen Mitteln, mit aller Macht krank und verhaltensgestört. El Patròn rettet keine Hunde. Er zerstört sie, macht sie kaputt, tötet sie. Er ist ein Verbrecher. Ein Tierquäler. Jeder, der das leugnet, macht sich mitschuldig am Tod unzähliger vierbeiniger Opfer. Solange ich lebe werde ich diesen Typen bekämpfen. Ich habe keine Angst vor den wütenden Fans eines geldgierigen kleinen Menschen, der glaubt, man muss Hunde bezwingen, anstatt sie zu führen. Fürchten müssen sich nur die Hunde.

Machen wir dem Horror ein Ende.
Machen SIE dem Horror ein Ende.
Sagen Sie es weiter!
Schreien Sie es in die Welt hinaus.
Jeden Tag, jede Stunde, jede Minute stirbt ein Hund an den Folgen dieser Tierquälerei. Es ist nie zu spät, seine Richtung zu ändern.

Ersetzt man Bewegung, Disziplin und Zuneigung durch **Vertrauen, Kommunikation und Achtsamkeit,** werden die Hunde es uns danken, denn gesunde und glückliche Hunde müssen nirgends durch.

Es gibt weltweit genug Beweise, Fernsehsendungen, Videomitschnitte diverser Shows und Bilder im Netz, die man den Sektenmitgliedern im Sekundentakt unter die Nase halten kann. Es gibt laufende Gerichtsverfahren. In hundefreundlichen Ländern auch Auftrittsverbote. Notfalls kann man nun auch dieses Buch nach Flüster-Fans werfen. Viele Menschen fragen sich, wieso Diktatoren, egal welchem Genre sie angehören, so einen Einfluss auf Menschenmassen haben können. Schuld ist nicht das Fernsehen alleine, schuldig sind nicht nur die Medien, die uns immer einen Schritt vorauseilen.

Ich kenne die Antwort und die lautet nicht 42. Schuld an all dem Bösen, das da auf Erden in den letzten Jahren im Namen der Hundeerziehung geschah, ist alleine die aberwitzig große, weltenumfassende Dummheit der Menschen.

Ist laut Albert Einstein Liebe mächtiger als Atomraketen, so darf ich Ihnen versichern, dass Dummheit mächtiger ist als Macht, Habgier und Skrupellosigkeit zusammen es jemals sein können. Herr Hitler wäre machtlos gewesen, Herr Sombrero wäre vielleicht bloß ein armes Würstchen hinter einem verdorrten Kaktus geblieben ohne die Dummheit. L. Ron Hubbard, der Boss von Scientology, hätte ganz alleine im Kinderzimmer vor dem Spiegel seinen Ruhm auf der OT-Stufe 15 als Herr über Zeit, Raum, Energie und Materie genießen müssen, anstatt geschätzte 7 Millionen Mitglieder in Armut, Ausgrenzung und geistige Verwirrtheit zu stoßen. Denn gottähnliche Wesen gibt es bei Scientology bisher nur eines, und das ist bekanntlich 1986 in die ewigen Sphären eingegangen.

Ohne die große, allumfassende Dummheit wären böse Menschen einfach nur die berühmten Einzelfälle, die zwar durchaus in der Lage sind, Unheil anzurichten, aber niemals Massen dazu bewegen könnten, ihnen kompromisslos zu folgen. Um bei der bekanntesten Sekte zu bleiben, deren Gründer ja in besseren Zeiten Science-Fiction-Autor war, so werden vor allem junge Menschen akquiriert, die unerfahren und auf der Suche nach Hilfe sind. Nicht anders verhält es sich beim Hundeflüsterer; zackig wird der verzweifelte, unerfahrene oder Hilfe suchende Hundehalter einkassiert, sei es auf der Hundewiese (*„Sie müssen es mit Don Sombreros Way versuchen! Nur so kann man Hunde abrichten!"*), sei es beim täglichen Zappen durchs Fernsehprogramm, sei es im Buchladen, in der Nachbarschaft oder im engsten Freundeskreis. Sektenmitglieder haben alle eines gemein: Sie versuchen zu missionieren, was das Zeug hält. Spätestens wenn sie von der Qualität ihres Anführers überzeugt sind betrachten sie es als ihre persönliche Aufgabe, andere Menschen (meist ungefragt) für die Mission zu gewinnen. Nur weil Frau Smith zufällig mit ihrem Köter nicht zurechtkam, war sie einst die ganz persönliche Karriereretrittleiter für den grinsenden mexikanischen Hut, der ihr- zufällig- über den Weg lief.

Shit happens! Denn ohne Einfluss von Mrs. und Mr. Hollywood und der grenzenlosen Dummheit vieler Menschen wäre den Hunden das nackte Grauen erspart geblieben. Leider ist die Flüsterwelle, genau wie der Kaugummi und der Dish Washer, mit etwas Verspätung aus den United States nach Europa geschwappt.

In Amerika war man mit der Zeit jedoch klug genug, den Mexikaner ohne Ausbildung nicht ernst zu nehmen. Er musste deshalb mit seinem Gewaltprogramm quer über den Ozean schwimmen, um berühmt zu werden. Und hier hält er sich, allen Auftrittsverboten, allen laufenden Gerichtsverfahren wegen Tierquälerei und allen nachweislichen Vorwürfen gegen ihn zum Trotz, hartnäckig wie ein eitriges Geschwür am Hintern. Er findet immer Mittel und Wege, um Auftrittsverbote zu umgehen. Notfalls benutzt er dazu die eigene Brut. Man kann den Amis viel vorwerfen: Einen ungesunden Lebensstil, einen diplomatisch unbegabten Präsidenten, der generationenübergreifend Großwild jagt und, genau wie sein Vorgänger, Hunde nach kurzer Zeit in Hundegefängnissen mit Gas vernichten lässt, falls sie nicht innerhalb einer kurzen Frist irgendjemand dort rechtzeitig herausholt (Code red!), einen gewissen Größenwahn bei Milchflaschen, Betten und Kühlschränken sowie Couponsucht, aber man kann den Amerikanern nicht vorwerfen, dass sie den Flüsterer nicht bereits durchschaut hätten.
Meine liebe Freundin Sheridan Bellarigan, die privat viele Schlittenhunde aus Todeszwingern holte und Vereine unterstützt, um Hunde in Not zu retten und

weiterzuvermitteln oder zu behalten, sieht eine Trendwende in Amerika. Was sie als amerikanische Staatsbürgerin zum Alpha-Herrscher meint, lesen Sie hier:

„When he first started being on TV here everyone thought he was great. Oprah and the other stars bolstered his credibility.

Then people started seeing how rough and mean he was being to the dogs and aren't into that type of training. Of course he will always have his followers but people who really love their animals don't believe his way of doing things is the right way.

I would never treat any of my guys like he does."

Sherridan Bellarigan, Mom of Buddy the Christmas Husky

„Oisdan", würde Falco sagen, „in Amerika ist das Monster jo eh scho längst out!". (In Übersee hat sich das weibliche Publikum nämlich längst auf Brandon McMillan eingeschworen, der nicht viel besser als das Original, aber mindestens genauso unwissend ist.) Nur ein paar ewig Gestrige in Europa kriegen das nicht mit. Es ist wie mit dem Kaugummi: irgendwann, viel später, spricht es sich auch in Europa herum und dann kapieren es vielleicht alle: **HE IS NOT WHISPERING.**

Auf den folgenden Seiten hat Bianka Thon eine wahre Geschichte über den Hundeflüsterer für Sie aufgeschrieben. Aber lesen Sie selbst!

(M)Eine kleine mexikanische Geschichte

Ich wette ihr erwartet jetzt eine traurige Story über einen Hund, der vielleicht sogar sein Leben dank der Dominanz-Methoden verlor.

Ja. So eine Geschichte hätte ich anzubieten – vermutlich hätte das jeder, der aufmerksam um sich schaut und so erschreckend viele Hunde-Besitzer* im Hundeflüster-Wahn erleben muss.

Und so erschreckend viele Hunde, die kein Leben, sondern den (hoffentlich kurzen) aber immer ultimativen Terror erleiden müssen.

Aber eigentlich wollte ich nicht mehr darüber reden. Doch um Ronjas Andenken zu ehren. Hier ist sie. Obwohl sie mich immer noch traurig und wütend macht.

Dabei fing diese Geschichte eigentlich vielversprechend an: Junge Frau, vielleicht Zwanzig, kaufte sich wunderbaren Hund mit den schönsten Hunde-Augen, die ich je sah. Hund war ein super-lustiges Kerlchen, hüpfte an seinem langen Geschirr kichernd durch die Botanik und stellte sich – brav Abstand haltend – vor jeden Menschen, der ihn (nun ja, sie) freundlich ansprach.

Ich nenne sie mal RONJA, das kommt sowohl ihrem richtigen Namen wie auch ihrem Wesen am nächsten.

Ronja. Ronja Räubertochter

Ronjas Mensch, die junge Frau, geriet aus mir unerfindlichen Gründen mit der Zeit mehr und mehr in Wut über die Zutraulichkeit IHRES Hundes. Nein. Bedaure es bis heute. Aber hab wirklich keine Ahnung wieso.

Es begann mit: „Müssen Sie eigentlich JEDEN FREMDEN Hund ansprechen?!", und endete mit einem kurzen Tritt in Ronjas Seite. Begleitet von hysterischen Wut-Ausbrüchen.

Und das war eigentlich auch schon der Anfang vom Ende. Im wörtlichen Sinn.

Eines Tages – mein Gari war seit Monaten von mir gegangen und ich deswegen lange nicht mehr am Friedhof gewesen – kam mir die junge Person entgegen. Zuerst erkannte ich Ronja nicht.

Der Hund, gewürgt von einem breiten Halsband, schlich auf zitternden Beinen mit krummen Rücken, die Schnauze am Boden und zuckte jedes Mal zusammen, wenn eine menschliche Stimme irgendwo erklang.

Ich wollte eigentlich nicht. Aber ich ging über die Straße und fragte: „Ronja?" Der Hund schniefte, Sabber lief aus seiner Schnauze, dann schien er zu versuchen, sich kleiner zu machen.

Während ich fassungslos, entsetzt auf das starrte, was noch vor ein paar Monaten eine wunderbare Kreatur gewesen war, brüllte direkt neben meinem Ohr eine beinahe hysterische Stimme: „Sitz!"

Mir muss das Kinn runtergeklappt sein. Das Tier lag eh fast mit dem Bauch auf dem Boden.

Und es keuchte, nein, sein Atem rasselte.

Nur sitzen wollte es wohl nicht. Woraufhin das Ungeheuer am anderen Ende der kurzen Leine das sichtlich kranke Tier mit Gewalt in den Rücken kniff. Der Hund wimmerte leise und fiel ein Stück auf die Seite.

Ich sprang zurück und stolperte über einen Stein.

Und die Flüster-Anhängerin* riss mit Wucht am Halsband. Jetzt saß der Hund. Beziehungsweise seine Beine waren weggeknickt.

Meine auch. Ich lag im Dreck.

Und hatte das Hunde-Gesicht direkt vor mir. Ich bin KEIN Tierarzt. Aber ich würde wetten, der Hund hatte mindestens einen Schlaganfall von der ständigen Würgerei. Ein rötliches Auge quoll raus, sein Mundwinkel hing seltsam, die Zunge war seitlich draußen und sabberte unentwegt.

Ich sprang auf und stolperte noch einmal.

Sehr ungeschickt von mir.

Aber – wie ich den beiden herbeieilenden Herren auf das Geschrei hin erklärte – keinesfalls habe ich der Frau eine ‚schallende Ohrfeige' gegeben.

Ich wies auf den fast toten ZWEIJÄHRIGEN Hund, auf die nahe Tierarztpraxis und rief die Polizei an. Die beiden

Herren gestikulierten und diskutierten und die Hunde-Mörderin schleifte das fast tote Tier hinter sich her.

Vor den gleichgültigen Augen von mindestens 20 Menschen.

Nun. Ich habe mich erkundigt.

Der Hund Ronja ist tot.

Für ihn bin ich erleichtert.

Und habe nun doch ihre Geschichte erzählt.

---

* Woher ich das weiß? Sie sagte es triumphierend. Als ich mich im Dreck aufrappeln wollte. Der Hund erkenne jetzt ihren STATUS als ALPHA an, sie habe jetzt schon den dritten Alpha-Kurs mit ihm absolviert.

Dabei überzog ihr Gesicht schnell wechselnd eine Mischung aus Angst, Wut, Überheblichkeit, Verschlagenheit, Fanatismus – ich habe so etwas bisher nur einmal gesehen.

Bei einem Mörder. Der eine Sekunde später einem Dreizehnjährigen den Kopf wegschoss.

Ach ja.

Eine kleine Info möchte ich noch loswerden. Ich ging zu dem Tierarzt und erzählte – nein, ich wollte von dem gepeinigten Hund erzählen.

Er schnitt mir das Wort ab.

Da könne ‚niemand‘ was tun.

Nun. Wenigstens konnte ich ganz subjektiv IHM das Recht absprechen, sich Tierarzt zu nennen. Denn ich kenne richtige, wahrhafte Tierärzte. Dieser gehört nicht dazu.

Und natürlich habe ich jedem diese Geschichte erzählt.

Zumindest all denen, die Ronja kannten.

Bianka Thon

Grafikerin und Schriftstellerin

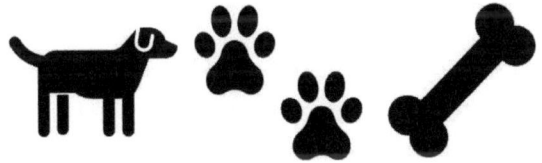

Teutonenflüstern

Keine Angst, es geht nicht mit einem Sprachkurs weiter. Fürchten sollten Sie sich trotzdem, denn hier kommt das deutschsprachige Pendant des mexikanischen Original-Hundeflüsterers, welches meiner Meinung nach die Hundeerziehungsfragen verzweifelter europäischer Hausfrauen durch unangebrachten Humor und unzureichendes Hundefachwissen befriedigt. (An dieser Stelle vorweg ein herzhaftes Lachen.) Statt Gelächter stellen sich bei mir allerdings Tränen ein, zudem überfällt mich sofort eine unlustige Schlaflosigkeit, sobald ich beim Zappen auf den deutschen Alpha-Wolf treffe.

Er nennt sich Hundeexperte, und er lehnt Gewalt in der Hundeerziehung ab. Stimmt das? Es wäre schön! Leider ist Herr Gringo, subjektiv betrachtet, nur der gut getarnte Klon des mexikanischen Vorzeigeflüsterers, einer, der klug und geschäftstüchtig genug ist um zu wissen, dass Hundehalter, dieses zu 90 Prozent weibliche Klientel, auf jegliches nicht staubtrocken hervorgequetschte männliche Bühnen-Alpha-Gefasel nur zu gerne hereinfallen. Als gut bürgerlicher Schwiegersohn-Typ findet er Zugang zu älteren und ganz jungen Fräuleins, die mit ihrem verdammten Köter („Er ist ein PODENCO!") alleine so gar nicht zurechtkommen wollen: „Er will im Lokal nicht ruhig sitzen!" Schande über das Vieh! Und dann legt das

Miststück auch noch sein Kinn auf das bestrumpfhoste Knie der Hundebesitzerin! Das ist gelebte Dominanz, die es durch den Alpha sofort und rigoros zu unterbinden gilt. Und Alpha ist in diesem Universum nur einer, nämlich zuerst der germanische Hundeflüsterer und dann natürlich die verzweifelte Kundin. Das sind die Oberbosse. Immer. Also, der Onkel macht das schon. Irgendwas! Und ganz ohne Gewalt!

Ok, ein bisserl was hat er vom Mexikaner abgekupfert. Logisch, war er doch früher selbst fanatischer Anhänger des Dominanzgeschwafels. Er sprang aber rechtzeitig (blöd ist er ja nicht) von dieser Schiene ab und distanzierte sich medienwirksam vom „bösen" Hundeflüsterer. Ganz genau zu dem Zeitpunkt, als dieser mit Einreise-Verboten in Europa belegt wurde und in Amerika ein Prozess gegen den (lesen Sie gerne nach!) „Tier-Messie und größenwahnsinnigen Tier-Quäler" aus Mexiko stattfand.

Was für ein Zufall! Vielleicht legte ihm diesen klugen Schachzug ja auch irgendein Online-Lehrer im „Fernlehrgang zum Tierpsychologen" nahe. Soviel Nettigkeit muss drin sein bei einem 5000 Euro Online-Zertifikat, oder? Nicht vergessen wollen wir an dieser Stelle: Auch dieser selbsternannte Profi ist weder Kynologe, noch Veterinär, noch sonst ein Wissenschaftler. Dass der Begriff „Hundetrainer" keine geschützte Marke ist, sondern sich jeder mutmaßliche Tölpel so nennen darf, ist leider eher unbekannt. Wie macht der gute Mann das eigentlich, mit dem Abrichten dieser bösen, widerborstenden Hunde-Bestien? Ein kleiner Auszug aus der Palette seines total lustigen Tuns gefällig? Ich darf darüber berichten, weil ich neulich zu meinem Leidwesen eine ganze Folge des unlustigen Treibens in irgendeinem Fernsehsender sah. Ich war stark verkühlt und um mich von dem Elefanten abzulenken, der auf meinen Nebenhöhlen saß, schaltete ich das Fernsehgerät ein.

Fataler Fehler! Ich landete punktgenau beim deutschen Flüsterer-Chef und Hund XY, einem aus einer Tötungsstation geretteten Podenco, einer von vielen Hunden, die vom Regen in die berühmte Traufe statt in ein helleres Leben gekarrt wurden. Ich sah nicht nur den ängstlichen Vierbeiner, dessen subtiles Frauchen darauf bestand, das arme Vieh ins Lokal mitzuzerren (Wozu???), nein, ich sah auch den ganzen gewaltigen antihumor-geschwängerten Rest. Auch wie Herr Eintopf gegen Ende zu schließlich mit einem anderen Hund, hätte glatt mein Höllenhund in alten Zeiten sein können, umging wie mit einem Stück Dreck. Zerren und in die Leine springen! Das geht gar nicht! Pfui hoch Tausend, der muss doch sofort gemaßregelt werden! Ab sofort wurde der arme Tropf ignoriert, und zwar von allen!

Und bitte: *Konsequent!*

Dann ließ der stimmbrüchige möchte-gern Alpha-Wolf die Familienmitglieder auf seinem Abrichteplätzchen miteinander Ringelreihen tanzen, "um sich ein Bild zu machen". Was man sah, war ein völlig verstörtes Tier, das beschwichtigen wollte. Irgendwann gab das Tier dann auf. Der Gringo aber wusste sofort: Das Vieh wollte die Dame des Hauses "maßregeln"! Alter Schwede! Calming Signals? Nie gehört! Dem traumatisierten Hund wurde ein schmerzhaftes Brustgeschirr übergezogen und man setzte ihn auf Nulldiät. Zum Fressen gibts beim Alpha-Teutonen nur was, wenn der Kandidat Befehle ausführt. Aus einer Tüte. Auf der Straße. Zum Anzüchten von Stressmagen und Magengeschwüren. Am Schluss sah man dann sehr schön ein völlig abgemagertes und total verstörtes gezähmtes Tier, dem alles egal war.

Ich wünsche solchen Alpha-Hundetrainern beizeiten eine Frau, die sie mal ordentlich diszipliniert, mit allem Drum und Dran von dem, was deren Alphagebrüll so ausmacht: Mit ganz viel Hunger. Hunger, der ihnen so richtig weh tut. Mit enorm viel Stress und Ärger! Mögen sie immer und überall feindliche, ihnen nicht wohlgesonnene Artgenossen treffen, an denen kein Weg vorbeiführt. Mögen sie aus dem Hinterhalt erschreckt werden bis auch ihr Herz vor Angst still steht. Möge man sie mit Schweigen und *konsequenter* Missachtung strafen und ihnen mit Erziehungsgeschirren Qualen bereiten, wenn sie mal selbstständig die Straßenseite wechseln ohne vorher die Gattin um Erlaubnis zu fragen.

Und den verzweifelten Hausweibern, die solche Wunderknaben anhimmeln, wünsche ich einen, der sie ebenfalls hungern lässt und der sie dabei möglichst genauso dämlich-stimmbrüchig-dusselig auslacht.

Was sagen die Anhänger/Innen der Flüsterprofis zu ihren Vorbildern? Sie halten den medienwirksamen Teutonen-Alpha-Wolf „für einen guten Hundetrainer, einen, der sich eben genau am Verhalten des Hundes orientiert, die Dinge IMMER aus der Sicht des Hundes sieht und erklärt.". Aha. Wenn der wenigstens die Hundesprache interpretieren, zumindest Beschwichtigungssignale erkennen könnte! Aber nein, nichts, nada. Nicht mal das. Stattdessen läuft das Rudelführer-Dingsbums immer nach dem gleichen Schema ab.

Punkt eins, der nie fehlen darf: Futterentzug, und zwar totale Nulldiät. Dazu ein massives Erschöpfungs-programm der ohnehin gestressten Tiere. Mindestens eine Stunde neben dem Rad herrennen oder joggen! Aus tierärztlicher Sicht reinste Tierquälerei. Da gibt es dennoch sehr viele dominanzbesessene Damen und Herren, die vorwurfsvoll raunen: "Aber der Hund kriegt ja Futter!". Ja, aus dem Beutelchen! Auf der Straße oder irgendwann, wenn er einen gebrüllten Befehl richtig ausgeführt hat! Sonst nicht! Echt jetzt? Das finden die Fans gut? Wo jedes kleine Kind gelernt hat, dass Hunde in Ruhe und an gewohnter Stelle fressen müssen, man sie dabei nicht stören darf, um die Verdauung und die Psyche nicht zu schädigen, beginnend beim Magensaft, endend bei der Darmflora? Echt jetzt.
Beim Alpha-Coach aber läuft das immer so ab: Der völlig ausgehungerte Hund muss zwangsweise irgendetwas tun, egal was, wenn er nicht schnellstens verhungern will. Wie gut und ausgeglichen man mit leerem Magen

arbeitet, wenn das Gehirn unterzuckert ist und der Stoffwechsel gerade das Zeitliche segnet, weiß jeder Volksschüler. Man lernt genau: **NICHTS**. Gar nichts. Man kann gar nicht. Man überlebt, indem man um Nahrung kämpft, in dem Fall um ein Stückchen rohes Fleisch, das sicher stinkt, wenn Mensch es, ganztags am Körper festgeschnallt, mit sich herumträgt.

Genau so erzielt man kranke Hunde. Genau so entstehen Magengeschwüre, Stressgastritis, chronisches Erbrechen, Durchfall oder Polyphagie. Genau so zerstört man den Magen-Darm-Trakt eines Hundes komplett. Stress und Angst beschleunigen die Verdauung, dadurch entstehen Durchfall und Erbrechen.

Der Säugetierkörper braucht zum Verdauen der Nahrung viel Energie, viel Sauerstoff und viel Blut. Ist der Körper aber im Angriffsmodus (Futter nur als Belohnung in stressigen Situationen), schüttet die Nebennierenrinde Cortisol aus; ist das Tier auch noch ängstlich, wird Adrenalin produziert. Adrenalin macht den Körper fluchtbereit, alle Energiereserven werden der Muskulatur zur Verfügung gestellt, die Verdauung wird gestoppt, Nahrung nicht mehr transportiert. Zusätzlich entgleist der Stoffwechsel des ausgehungerten Hundes völlig. Ein Hund der oft erbricht, dessen leerer Magen Magensäure herstellt und diese die Speiseröhre hochschickt, bekommt ziemlich schnell ein Magengeschwür oder ein Geschwür der Speiseröhre. Diese Geschwüre können bösartig werden.

Außerdem fördert sowohl ein völlig leerer als auch ein voller Magen bei großer Anstrengung die Magendrehung. Dem Alpha-Coach doch egal! Das Endprodukt ist ein abgemagerter Hund, der zwar nicht kapiert, warum er etwas tun muss, der es aber dennoch tut, um nicht zu verrecken. Dieser Hund wird dann absichtlich seinen größten Feinden, kläffenden Kötern hinterm nächstbesten Zaun oder Situationen, die ihm große Angst einflössen, ausgesetzt.

Punkt zwei, der ebenfalls niemals fehlen darf: NIEMALS (!!!) den Hund beachten! Ganz egal, ob der winselt, jault oder bellt, ob er um eine Hand bittet, die ihn streichelt oder belohnt, vergessen Sie es! Das Vieh soll lernen, dass es keine Zuneigung gibt. Wozu auch? Der Köter existiert für den Alpha, welcher ihn hungern lässt, einfach nicht mehr. Es sind diese traurigen Gestalten, die dann innerlich gebrochen, mit den Augen stets am Gesicht ihres Oberbosses klebend eng bei Fuß am Knie des Herrschers durch die Straßen kriechen.

Das geschmeidige Flüster-Programm variiert nur in der Zufälligkeit der Inhalte, der Rest bleibt immer gleich. So wird, je nach Laune und Besitzer-IQ der Schlüsselbund oder die Schepper-Flasche nach dem ahnungslosen Opfer geworfen, der Hund aus dem Hinterhalt mit Wasser bespritzt, ihm ein schmerzhaftes „Disziplinierungsgeschirr" angelegt oder das rebellische Biest einfach nur verachtend mit einem harschen Befehl („PLAAAATZ!!!!") irgendwo abgelegt, wo es möglichst lange und still verrotten soll.

Das ist der teutonische Alpha-Stil. Charmant, oder? Na, an wen erinnert Sie diese Lichtgestalt? Erkennen Sie die markanten Ähnlichkeiten mit Señor Jefe?

Nein? Achtung:

Bewegung: Check! Alles da.
Disziplin: Check! Auch alles da.
Zuneigung: Scheiß drauf!

Irgendwas muss ja geändert werden, damit man nicht gleich enttarnt wird! Auf die Zuneigung wird gepfiffen. Alles klar soweit?

Augen auf, welchem Trainer Sie blind vertrauen.

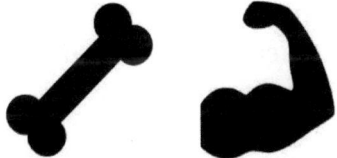

Hören Sie im Zweifelsfall einfach lieber auf den guten alten Buddha: "**In the end, only three things matter: How much you loved, how gently you lived and how gracefully you let go of things not meant for you.**".

Buddha finden Sie zu dramatisch?

Dann lege ich Ihnen Udo Jürgens ans Herz: „**Wenn ich schon nichts bewirken kann, dann will ich wenigstens zu denen gehören, die den Mund aufgemacht haben.**".

Don Dolores de Dolares y Pesetas

Vielleicht wurden Sie gerade zum ersten Mal Hundeelternteil und lesen dieses Buch, weil es Ihnen irgendjemand empfohlen hat, eventuell jemand, der Bescheid weiß über Hunde-Flüstereien aller Art. Oder Sie haben einen Hund, der nicht ganz so handzahm ist, wie Sie sich das gewünscht oder vorgestellt haben und nun sind Sie auf der Suche nach Antworten. El Sombrero finden Sie furchtbar, aber den Alpha-Teutonen bis jetzt eigentlich ganz gut. Irgendjemand hat Ihnen erzählt, dass Sie mit *Konsequenz* alles beim Hund erreichen. Was genau diese Konsequenz beinhaltet, weiß eigentlich keiner und es wird Ihnen auch garantiert kein Trainer erklären können, was damit gemeint ist. Konsequent Befehle durchexerzieren kommt der angedachten Sache wahrscheinlich am nächsten. All das kommt oft vor, öfter als Sie denken, also grämen Sie sich nicht und seien Sie froh, dass man Ihnen dieses Buch empfohlen hat und nicht eines aus der magischen Flüsterreihe mit dem stolzen Titel „**DU bist der Rudelführer!**". Nein, sorry, sind Sie nicht. Niemand kann der „Führer" einer artfremden Spezies sein, deren Sprache er nicht versteht (oder nicht verstehen will), und deren Verhalten er nicht kennt (oder nicht kennen will). Stellen Sie sich vor, ich schriebe ein Buch über Eichhörnchen oder Katzen und erklärte Ihnen auf dreihundert lahmen Seiten, wie Sie sich fix zum „Rudelführer" über selbige aufschwingen können!

Würden Sie das glauben? Wobei ich denke, es gäbe durchaus einige Gläubige. Vielleicht Menschen, die sich auch einreden lassen, dass man den Fleischanteil im Hundefutter durch Insekten ersetzen kann. Und damit auch gleich das Allergieproblem vieler Hunde löst, die einfach nur falsch ernährt werden (nämlich mit Trockenfutter-Müll, Dosen-Mampf oder Barf-Würg), aber das ist ebenfalls eine andere Geschichte, über die ich bereits in anderen Büchern ausführlich geschrieben habe. Ich darf Ihnen versichern, Sie werden auf Ihrem Weg als Hundehalter noch jede Menge Flüster-Anhänger treffen, die alle felsenfest davon überzeugt sind, dass die Dominanz-Methode die einzig brauchbare auf dieser Welt ist und man Ihnen in Kaffeehäusern, Kaufhäusern oder sonst wo nahelegen wird, sich mit dem Neo-Amerikaner und seinem Rudelführer-Getue anzufreunden.

„Der Hund dominiert Sie sonst!"

Mit Schaudern werden Sie bemerken, dass Sie zwar laut Richtung Mexiko wettern dürfen, aber gegen den Liebling desparater Housewives keinerlei Chance haben. Es gibt tatsächlich mehr blinde Menschen als sehende! Menschen, die so im Mittelalter leben, dass sie ihr Tier sogar aushungern, nur um es zu bezwingen und weil der Gringo es empfehlt. Und dann lachen diese Typen noch. Weil das doch total witzig ist, das mit dem Hunger und dem Unterwerfen! Auch in Hundeschulen, die Sie unerfahren und gutgläubig aufsuchen, werden Sie diesen und anderen Alpha-Helden unschön und in meist abgeschwächter oder verfremdeter Abwandlung begegnen. Spätestens wenn der Typ in der dreckigen versifften Wachsjacke, der sich zum heiligen Trainer aufgeschwungen hat, in der Mitte des ebenfalls dreckigen und versifften Hundeplatzes steht und Ihnen demonstrativ die Hundeleine aus der Hand reißt, um Ihren Hund leinenruckend „BEI FUSSS!" im Kreis vor den Nasen der anderen armen Tröpfe herumzuzerren, werden Sie an mich denken. „Sehen Sie!", wird er zu Ihnen sagen, „SOOOOO geht das! Das müssen Sie jetzt Zuhause *konsequent* Tag und Nacht üben, das mit dem Leinenruck! Sonst wird das nix mit dem Grundgehorsam und der Unterordnung, Gnädigste!". (Falls Sie ein Mann sind, ersetzen Sie bitte die Gnädigste durch ein saloppes „Mein Freund!", „Guter Mann!", „He, Sie dort!" etc.)

Beim „Trainer" muss es sich nicht zwingend um ein Menschenschaf, dessen Gehirn auf mexikanisch gewaschen wurde, handeln. Diese Erziehungsmethode betrifft alle Herrschaften im gewerblichen Hundetrainingsgeschäft, die an die Dominanz-Theorie und den Alpha-Wolf glauben (also in Wien gefühlte 99 Prozent) und diese Weisheiten in dubiosen, aber durchaus teuren Kursen weitergeben. Sie alle tragen zu Kursbeginn in langatmigen Sätzen ihr halbseidenes Blabla vor und beginnen stets mit dem Hund, der vom Wolf abstammt, der wiederum in einer strengen Rudel-Hierarchie lebt und herrscht, wo der Ober-Wolf das Sagen hat und alle anderen haben zu gehorchen. Und für den Hund gilt das ebenso. Zack zack! Ruck. Und Fuuuuuuuuuuuuuß!!!

Sie werden **IMMER** hören: im Wolfsrudel wird nicht lange gefackelt! Der Alpha-Wolf regelt „das" oder „es" *konsequent* mit Nacken schütteln, knurren, Zähne fletschen und dann, ja dann unterwirft er den minderen, trotteligen Wolf, indem er ihn zu Boden ringt, auf ihm Platz nimmt und ihn mit dem dominanten Alpha-Wolf-Gewürge maßregelt. Das macht der echte Alpha so lange, bis der andere nachgibt und kleinlaut und dankbar den ihm zugewiesenen Platz im Rudel einnimmt. Schon jemals so einen horrenden Schwachsinn gehört? Ich fiel fast aus den Schuhen, als ich das Gequassel zum ersten Mal live hörte. Gar nicht im Fernsehen und meilenweit entfernt von piccolo Sombrerino, der damals noch irgendwo auf barfüßigen Kindesbeinen zwischen staubigen mexikanischen Hütten herumlatschte und mit Sicherheit seine Geschwister sowie Straßenhunde tyrannisierte. (Die sich vor ihm hoffentlich zeitgerecht hinter dem nächstbesten Kaktus verkrochen oder einfach das Weite suchten.)

Ich lauschte dieser verbalen Diarrhöe gemeinsam mit meinem zweiten Hund, einem reinrassigen riesigen Golden Retriever, der immer für einen Kuvasz gehalten wurde, auf einem dreckigen versifften Hundeplatz in den idyllischen Weinbergen in Wien-Mauer. Dort war ein alter Knacker am Werk, der blonde Frauen Blondie nannte, was allein schon ausreichte, um ihn zu ohrfeigen. „Na Blondie", sagte er dann, „gib mal die Leine her, ich zeige dir, wie man den Hund führt!". Zack, Leinenruck. Applaus der Menge.

Dann folgte das Standard-Gewäsch vom Alpha-Anführer in voller Länge und bei direkter Sonneneinstrahlung, denn bekanntlich liegen die besonders üblen Hundeschulen immer in Gegenden, wo weit und breit kein Schatten zu finden ist. Nur, Sie ahnen es sicher, vorhin bereits erwähntes dreckiges versifftes Erdreich. (*„Da muss er durch!"*) Wo dreckige versiffte vergitterte Hundeverschläge herumstehen, in denen die Viecher weggesperrt werden, nachdem sie ausreichend drangsaliert wurden und während sich die menschlichen Führerinnen und Führer im Vereinshaus dem Fressen und Saufen widmen. Ein Haus in einer Hundeschule, in dem Hunde unerwünscht sind! Können Sie sich das vorstellen? Egal auch, dass Wespen und Bienen in den (dreckigen versifften) Hundeboxen ein- und ausflogen. (*„So schnell stirbt man nicht!"*)
Ich schaute meinen Goldie an, der dieses üble Lager bereits beim zweiten Mal nicht mehr freiwillig betreten wollte und wir machten einen Abgang. „He, Sie dort!", brüllte uns der Knacker hinterher, „Wo wollen Sie denn hin, wir fangen doch gerade erst an!". Sie kennen vielleicht den Bestseller „Am Arsch vorbei geht auch ein Weg", der damals noch nicht geschrieben war. Ich drehte mich nicht mal mehr um.

Mein zweites Erlebnis mit Alpha-Anführern war ein eher persönliches, was mich noch unangenehmer berührte. Ich war lange (im Nachhinein betrachtet viel zu lange) mit dem selbsternannten Trainer und Obmann eines bekannten Vereins sehr gut befreundet. Ich dachte ernsthaft und sehr naiv, man könne den Herrn bekehren. Einen, der mir (und allen anderen Kursteilnehmern) als erstes beibrachte, wie man Hunde richtig begrüßt, nämlich indem sich der Mensch bedrohlich über den Hund beugt und mit beiden Armen und geballten Fäusten unentwegt auf dessen Hals, Kopf und Brustkorb klopft. Zur Vorbereitung auf die Schutzausbildung, sagte der Depp auf meine Frage, was das denn bitte für ein Theater sei. Wollte ein Hund ihn richtig begrüßen und an ihm hochspringen, zerrte er ihm die Vorderbeine weg und brüllte „Zurrrrrück!!!!!!", so laut, dass es mir die Lauscher anlegte. Und ich habe kleine Ohren. Weil mein Goldie eben ein Goldie und kein Höllenhund war, ließ er geduldig zu, dass der „Trainer", der sehr gerne einer gewesen wäre aber keiner war, dieses Tamtam mit ihm veranstaltete. Mein Höllenhund und jeder andere ängstliche, unerfahrene Hund hätte das nicht so einfach hingenommen und unendlicher Depp hätte eine Verwarnung und dann einen Biss ins Gesicht abbekommen.

Darauf angesprochen, meinte der Meister fachlich durchaus desorientiert: „An Freibiss hot a jeder. Dann föht er.". (Was ins Hochdeutsche übersetzt bedeutet: „Einmal darf der Hund zubeißen, beim zweiten Mal ist er dann tot.") Soweit zum selbstgekürten Hundetrainer. Und weiter zum größten Flüsterer aller Fernsehzeiten, Don Dolores de Dolares y Pesetas himself in all seinem Glanz und seiner Glorie. Dem die zweibeinigen Mädchenschafe brav folgen und dessen Anarcho-Methoden die zweibeinigen Bubenschafe gerne als Erfolgsrezept kopieren und weiterverkaufen.

Erfolgreich, wie man sieht. Warum nur, warum, fragt man sich, wenn man emphatisch nicht völlig unbegabt ist und das Herz am rechten Fleck hat. Wie kann das sein?

Hier ist eine mögliche Antwort. Es funktioniert, weil Gruppenzwang eine Frage der Persönlichkeit ist. Hat man ein sehr kleines Ego und ein sehr großes Bedürfnis nach Anerkennung, sucht und erhält man Bestätigung und Anerkennung durch eine Gruppe Gleichgesinnter. Als Mitglied dieser Gruppe fühlt man sich gleich viel stärker und besser und kann gemeinsam gegen Außenstehende agieren. Dies gilt auch für Hundeführer.

Anders lässt es sich nicht erklären, dieses Phänomen der Scheuklappenträger, die sich nur wohl fühlen, wenn sie gemeinsam stark- immer wieder für ihr mehrfach angezeigtes dauergrinsendes Zisch-Idol (*TSSSSSSSSSSS! TSCHHHH! TSSSSSSSSSSSS!*) in die Bresche springen.

Wie ist es möglich, dass ein einziger Mensch mit so viel offensichtlicher, durch Auftritte, Videos, Fotos und Anklagen belegter Brutalität immer noch weltweit Fans und Trittbrettfahrer findet? Zeigt man den Followern die Leichen im Folterkeller, sind sie sofort da, die Amigos, wie die sprichwörtlichen Aasgeier. Geier sind aber im Vergleich zu obiger Gruppe ein nettes fröhliches Volk. Sie zerfleddern Aas, um satt zu werden. Die hier folgen hingegen bloß kollektivem Wahnsinn, indem sie flügelschlagend und hysterisch kreischend (immer mit mindestens zehn Ausrufezeichen pro Satz und gerne auch in wutschnaubender falscher Großschreibe) um sich geifernd den unantastbaren Gruppenhäuptling verteidigen.

„Der Hundeflüsterer rettet Hunde vor dem Tod!"

Ah ja. „Retten" kann das Szenario keiner mehr nennen, sobald er auch nur ein einziges Mal dem Zwergen-Terminator per Video oder via TV dabei zugesehen hat, wie der Hunde systematisch- und vor den Augen der Hundehalter!- fertig macht. Wie kann man diese Qualen gutheißen, abstreiten, leugnen oder gar verherrlichen, wie kann man solche Bilder je vergessen? Wie kann man das seinem Hund antun, diese Methoden nachahmen? Diese strangulierten, hilflosen Opfer, die irgendwann kapitulieren und nach grausamer Folter zu willenlosen Sklaven oder zu tickenden Zeitbomben werden? Wie kann man von Rettung sprechen, wenn jemand Hunden solche körperlichen und seelischen Torturen bereitet und dafür auch noch millionenfache Einschaltquoten bekommt, nur weil in der Fernsehwelt immer nur die Kohle zählt und weil die Leute immer unfähiger sind, selbst mit einem harmlosen Welpen klar zu kommen? Im Fernsehen will man keine Wattebäusche-Werfer sehen. 2019 wurde ich von einem bekannten TV-Format eingeladen und kommentarlos wieder ausgeladen. Zu ehrlich, verbal-oral zu brutal. Frau Windisch, ihres Zeichens bekannte Hundetrainerin, erging es ebenso. Wir sind nicht gewinnbringend. Wir sind die Guten. Aber nur die dunkle Seite der Macht bringt Zuseher. So einfach. So erschreckend. So traurig.

Interessanterweise zählen zu den Flüsterfans ausgerechnet jene, die zwar jeden Flüsterer, aber niemals ihren eigenen Hund verteidigen würden. Diejenigen, die ihr Tier absichtlich dümmlich grinsend allem und jedem ausliefern und es sogar noch bewusst nach allen Regeln der Kunst psychisch und physisch fertig machen, verteidigen Don Dolores und Mr. Selfmade-Profi.

Was dem Patròn und allen anderen seiner Sparte nebenbei erwähnt ziemlich sicher völlig schnurzpiepegal ist. Don Sombrero denkt mitnichten an Fans oder Hater, während er händereibend und zischend in seinem Blutgeld-Reichtum hockt, sich in seiner eigenen Sonne sonnt, irgendwo in Amerika, wo er gesetzmäßig eigentlich gar nicht hingehört und wo ihm auch die Hunde ganz sicher am Popo vorbeigehen. Er ist längst zur populären Marke des Schreckens geworden und es wird Jahrzehnte dauern, die in den leeren Innenräumen der Köpfe gespeicherte Information wieder zu löschen. Handelt es sich doch beim Alpha-Flüsterer um die gleiche Problematik wie beim Alpha-Wolf, dessen nicht vorhandene Existenz sich trotz Dr. David Mechs wissenschaftlicher Revidierung ironischerweise ebenso hartnäckig in leerstehenden Körperteilen oberhalb des Halses festgesetzt hat.
An dieser Stelle bitte ich nicht zu vergessen, dass Tierärzte niemals neidig auf den abartigen Ruhm diverser Hardcore-Trainingsmethoden vermeintlicher Alpha-Menschen sind. Wir leben davon, weil wir an verletzten Kehlköpfen, hervorquellenden Augäpfeln und

zertrümmerten Gliedmaßen der Hunde post Hundeflüsterer verdienen. Alpha-Trainer machen uns reich! Es ist also nicht der Neid, der mich antreibt. Es ist das Mitleid mit unseren besten Freunden, eine Eigenschaft, die allen Flüster-Anhängern leider völlig fremd ist.

Ich habe lange nach einer Erklärung gesucht, warum man in diesen Kreisen weder als Tierarzt, noch als Forscher, Neurologe oder Kynologe ernst genommen wird, obwohl man mit Fachwissen ausführlich und verständlich erklärt, was genau den Hunden da angetan wird. Man erklärt sich die Blindheit und Sturheit dieser fast zwanghaften Massen am besten mit abgestumpfter bis völlig fehlender Herzensbildung. Anders kann man es kaum ertragen, denn kein normaler Mensch mit einem Funken Menschenverstand und Mitgefühl käme auf die Idee, seinen Hund auszuhungern, ihn zu strangulieren oder ihm aus dem feigen Hinterhalt mit den Beinen in die Weichteile zu treten, dass es nur so kracht, ihn absichtlich einer Horde anderer Hunde auszusetzen, damit er sich was-auch-immer mit denen ausmacht oder ihn mit einem Fahrrad oder Laufrad stundenlang *konsequent* zu erschöpfen, bis er endlich klein beigibt und sich willenlos Strangulationsmanövern ergibt. Manche sterben gleich. Ich wäre lieber tot, als täglich von einem menschlichen Barbaren gequält, ein schmerzhaftes Leben als verhaltensgestörtes Wrack zu führen, das minütlich mit dem nächsten Überfall aus dem Hinterhalt rechnen muss. Selbst dann, wenn es sich völlig korrekt verhält.

Es sind die Unsensiblen unter den Menschen, die im Gegensatz zu den Hochsensiblen mit über 65 Prozent deutlich weltweit in der Überzahl sind. Aber sogar Empathie könnte man schlimmstenfalls erlernen, indem man auf andere hört, die einem zeigen wie man es richtig macht, wenn man Mitgefühl, Herz und einen Funken Verstand besitzt.

Allein die Kommentare der Flüster-Fans, die Sie auf diversen Seiten im Internet finden, sprechen Bände über die Verfasser. Ich erspare Ihnen hier das Gewäsch, sonst lösen sich vielleicht die vorderen Seiten aus dem Buchrücken, weil sie sich fremdschämen. Schafkommentare (im Originaltext!) finden Sie daher ganz hinten im Buch.

Spannend auch das Phänomen, dass vor allem weibliche Fans begeistert für ihre Hundetrainer-Helden eintreten. Tagelange Diskussionen bissiger Stuten in sozialen Netzwerken, weil jeder Flüsterer doch immer der Retter aller bösen, dominanten Hunde ist und demnach alle, durch menschliche *Inkonsequenz verweichlichten,* Hunde gekonnt und mit einem Übermaß an Liebe diszipliniert! (Man muss also nicht mal halbwegs gut aussehen, um das Clooney-Phänomen auszulösen.)

Es gilt in jedem Fall, dem Ruf des jeweiligen Diktators zu folgen und diesen mit allen Mittel zu verteidigen! Nötigenfalls auch mit verbaler Diarrhoe. Warum ist das so?

Es gibt einige wissenschaftliche Erklärungen für das Alpha-Phänomen, ein paar davon habe ich schon erwähnt.

Alt, aber stimmig kann man dazu nun ganz wunderbar vervollständigend Herrn Asch und sein Konformitätsexperiment heranziehen.

Einer Gruppe von Testpersonen legte man Linien verschiedener Länge vor.

Auf dem Bild sehen Sie das Experiment mit unterschiedlich langen Hundeknochen.

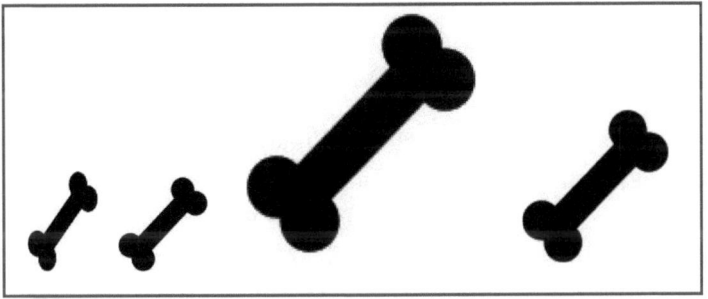

Die Frage ist simpel. Wie viele Knochen sind gleich lang?

Sie haben sich jetzt möglicherweise für die zwei kurzen Knochen entschieden.

Nun sage ich Ihnen, dass Ihre Antwort ganz sicher falsch ist.

Prüfen Sie das Ergebnis bitte nach! Schauen Sie genauer hin. Sind Sie wirklich sicher, dass die beiden kurzen

Knochen gleich lang sind? Fragen Sie mal Ihre Freundin oder Ihre Familie! Ja, nein, weiß nicht?

Asch's Experiment mit den Linien verlief so: "Die Probanden passten sich bei etwa einem Drittel der Durchgänge trotz offensichtlicher Fehlentscheidung der Mehrheit an. Nur ein Viertel der Versuchspersonen ist unbeeinflusst geblieben, sie machten auch in den 12 manipulierten Durchgängen keinen Fehler. Es ergab sich folgender Zusammenhang: je größer die Gruppe ist, desto mehr Konformität wird erzeugt. Mit steigender Gruppengröße nähert sich die Konformitätsrate asymptotisch einer Geraden an."

Die Alpha-Herde ist riesengroß. (Die zwei kurzen Knochen sind gleich lang.) Was zu beweisen war.

Denn selbst in dem unwahrscheinlichen und höchst seltenen Fall, dass ein Dominanz-Anhänger doch kurz an den heiligen Methoden zweifelt- die Herde wird ihn sofort belehren oder verstoßen. Es gibt nur gut oder böse. Und die dunkle Seite der Macht ist längst erwacht.

Es stammt aber nicht alles an Grauen allein aus Enanos Gruselkabinett. Ein paar Trittbrettfahrer gibt es wohl, die in seiner Sonne erstrahlen, aber wir haben auch genug eigene kreative Köpfe, die sich ganz privat als einfühlsame Hundedompteure aufspielen und dann auch noch stolz berichten, wie sie ihren tierischen Klienten den Stock, die Faust oder die Reitgerte über den Schädel gezogen haben. Weil die Hunde versucht haben, sich gegen die endlose Würgerei, das Befehlsgeplärre und das Stranguliert werden zu wehren.

Vergessen Sie nie: **Jeder, wirklich jeder kann sich Hundetrainer oder Coach nennen.** Ihre Nachbarin, der Tankwart, der Bäcker, die Klofrau, der Installateur. Sogar Sie selbst! Ich übrigens auch. Überlegen Sie daher gut, wem Sie glauben. Überlegen Sie noch besser, welchem „Trainer" Sie Ihr Tier anvertrauen. Bleiben Sie immer anwesend und sehen Sie immer genau zu, wenn Sie Ihren Hund jemandem zur "Erziehung" anvertrauen. Machen Sie sich auf das Schlimmste gefasst, denn die Mehrzahl der Hundetrainerinnen und Hundetrainer in Österreich sind gewaltbereit ohne Ende. Und als ob das alles noch nicht schlimm genug wäre, finden viele Hundehalterinnen und Hundehalter brutale und tierquälerische Methoden, selbst wenn sie diese mit eigenen Augen in Echtzeit ansehen mussten, durchaus in Ordnung. Sie laden dann sogar abschließend den supertollen Trainer zum Grillen ein und empfehlen ihn dankend weiter. Die Macht der Gruppe schlägt auch hier wieder zu. Ein Hieb zwischen die Augen und der Hund ist sein ganzes Leben lang traumatisiert. Kann es wirklich wahr sein, dass dies jemand ernsthaft für eine „gute Erziehungsmethode" hält?

Natürlich kann es das. Die Hündin vom nachbarlichen Alpha wurde zur *Abrichtung* (immer wieder dieses widerliche Wort!) sehr oft von ihm fest auf den Kopf geschlagen. Nicht öffentlich, immer heimlich im Wald. Er hat es mir dann stolz erzählt und ich glaube ihm aufs

Wort. Es ist ihm auch egal, ob ihr Kopf vom zufallenden Kofferraumdeckel eingezwickt wird, wenn sie ihn, im Auto sitzend, nicht schnell genug einzieht, denn: "Beim nächsten Mal macht's des dann nimma, des depperte Viech!". Lernen am Erfolg, nicht wahr? Ich kenne auch den ehemaligen Hundetrainer persönlich, der diese Erziehungsmethoden im Verein vollzog. Und nun Obacht: Die Leute im Verein fanden und finden das toll! Der ehemalige Obmann und Trainer prügelt 2019 privat immer noch.

Die Folgen eines Schlages auf den Hundekopf sind immer dramatisch. Wird dabei der Nervus Trigeminus mit großer Wucht getroffen, und hat es da besonders den Nervus Mandibularis erwischt, kann der Hund sein Maul nicht mehr öffnen, weder zum Fressen, noch zum Trinken. Auch zum Hecheln nicht. Er verhungert bei lebendigem Leib oder es trifft ihn der Schlag, da er seine Körpertemperatur weder bei Aufregung noch bei Wärme regulieren kann. Nennen Sie es Zufall, aber die Nachbarshündin leidet nun genau an dieser Krankheit. Seit Wochen kann sie ihr Maul kaum mehr als zwei Zentimeter öffnen, sie ist nur noch Haut und Knochen, bekommt Kortisonspritzen und Anabolika. Sie nimmt weiter ab und hat schwere Durchfallattacken. Da sie ihr Maul nicht aufbringt, kann sie nicht hecheln und bekommt keine Luft und bei Hitze oder Anstrengung keinen Sauerstoff ins Gehirn. Sie kann sich daher auch nicht Abkühlen und ich rechne eigentlich täglich damit, dass sie irgendwo tot im Wald umfällt oder Krampfanfälle bekommt. Dennoch ist der gute Mann nicht davon abzubringen, mit ihr täglich und bei großer Hitze große Runden zu drehen. Vielleicht ist sie, wenn Sie dieses Buch in Händen halten, bereits tot. Das wäre dann ein weiterer, vermeidbarer Tod eines jungen Hundes- verursacht durch einen begeisterten Anhänger der Dominanz-Methode. Schuld sind dann aber ohnehin immer alle anderen: Mein Nachbar schiebt das auf die unfähigen Tierärzte, den Weltfrieden, den Bananenpilz, die Veganer, den Zufall, die FPÖ, die Kommunisten, den Züchter und den steigenden Benzinpreis. Dass er aber diesen Tod verursacht hat, daran denkt er nicht mal im Traum. So ist das mit den Anhängern von Sektenführern: Schuld ist niemals der Guru.

Schuld ist möglicherweise der Sonnengott.
Oder Darth Vader.
Oder irgendwer.
Nur nicht sie selbst.

Dass es auch anders geht und man seinen Hund weder gewaltsam zum Tierarzt schleppen muss noch ihn völlig erschöpfen muss, bis er fix und alle in der Ecke liegt um ihn zu „erziehen", das erzählt uns nun Irmel Donderer. Aber lesen Sie selbst!

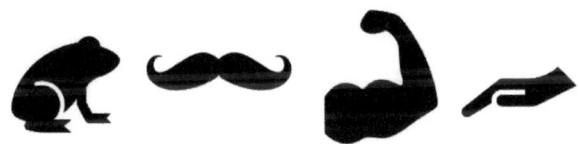

Nordisch für Anfänger

In Berlin am Grunewald, dem angeblich größten Hundeauslaufgebiet Europas wohnend, brauchten wir als absolute Hund-haben-Anfänger Hilfe in der ersten Zeit mit der zauberhaften Lilli, unserer Eurasier Hündin.

Ums Eck lebt die wunderbare Frau Amy, sie brachte uns und Lilli alle Künste im Meistern von Begegnungen mit unzähligen Hunden, Joggern und Wildschweinen bei. Und natürlich lernten wir von Amy auch die hohe Kunst von "Der Hund geht gut an der Leine".

Geschirr hatten wir ohnehin, aber sie nähte für Lilli schmale leichte Leinen aus Gurtband, zwei Meter lang, damit das Hundi nicht bei jedem Hupfer gleich einen Ruck bekommt- und mit gaaaaanz kleinem, leichten Karabiner. So spazierten wir- wenn nicht frei im Wald- vom ersten Tag an durch die Straßen, übten ein Umlenksignal, um Lilli schon während des ersten Ohrenzuckens beim Erspähen dicker Amseln oder Tauben "umzulenken".

Funktionierte fabelhaft, kein Gerucke, kein Gebrüll. Großartig. Leine und Lilli: Perfekt.

Nun ist Lilli drei Jahre alt, ich liebe die Nordischen, im Eurasier ist ja "wenigstens" ein Drittel Schlittenhund, der Samojede.

Es gibt auch Eurasier, die im lockeren Trab, natürlich im Herbst oder Winter, kernig den Schlitten oder das Rad ziehen.

Lilli ist ein Powerpaket und liebt es, wenn wir joggen, wegen diverser Rückenzipperlein bei uns Menschen wird seit längerer Zeit aber nur noch Schritt gegangen.

Mir fehlt manchmal das flotte Tempo, so kaufte ich Ruckdämpfer, Zuggeschirr, Abstandshalter für die Leine und ab mit Fahrrad und Hund in den Wald. Links, rechts, gerade, stopp, weiter hatten wir alles im Wald geübt, das hat sie im Nu gelernt. Lilli lief fröhlich an lockerer Leine vor dem Rad. Wurde ich langsamer, passte sie sich sofort an.

Hunde tauchten auf, Lilli blieb höflich vor dem Rad an lockerer Leine. Ich stieg ab, ließ Lilli am Rad warten, rannte hundert Meter vor, um Käse auf dem Waldweg zu deponieren. Zurück zu Rad und Hund, "Such!!!" geschmettert und der Hund zog mich geschmeidig und kraftvoll bis zum Käse, dann ging es weiter mit lockerer Leine. Ich baute Kommandos während des zum Käse-Ziehens ein, konnte das aber nicht wirklich oft üben, da viele andere Hunde, kaum dass ich den Käse auslegen wollte, begeistert aus den Büschen schossen. Bis heute zieht Lilli nur zu Käse, fremden Katzen und Füchsen. Aber nie auf Kommando.

Als Lilli das erste Mal läufig war, probierte ich tatsächlich mal so eine böse Flexileine aus, eine für kleine Hunde, kleiner Karabiner. Für die

Waldspaziergänge. An meiner Wade klebte ein verwunderter Hund, der schon durch diesen winzigen Widerstand, den diese Leinen immer haben, das Gefühl hatte zu ziehen. Und sich kaum noch vorwärtsbewegte. Die Flexileine landete im Müll und wir rollen und raffen bei Bedarf die gute alte Schleppleine.

Und wenn ich mal gezogen werden möchte; meine Freundin hat einen Grönlandhund, der zieht kernig das Rad und den Schlitten und alle Menschen am anderen Ende der Leine. Immer. Den leih ich mir dann. Dafür kann Lilli jetzt links und rechts manchmal besser als ich unterscheiden. Und zieht nicht an der Leine. Nur bei Füchsen, Katzen und Käse.

Natürlich gäbe es da noch viele Möglichkeiten dem Hund das Ziehen beizubringen, aber da unser Fellbällchen das eindeutig nicht braucht, werde ich die schöne Ausrüstung dem Grönlandhund schenken und schlendere dann mit Lilli an lockerer Leine zum Markt, Käse kaufen.

Als wir das "Kommen" mit Welpen-Lilli übten, hat sich der eine Satz unserer wunderbaren Hundefrau Amy bei mir im Gedächtnis eingebrannt.

Im Auslaufgebiet nebenan schreit und brüllt es zwischen den Bäumen regelmäßig laut und unfreundlich: "Komm endlich! Hierher! Kommst Du jetzt!". Oder es wird nur immer wieder wutentbrannt der Name des Hundes gebrüllt.

Frau Amy sagte zu mir: „Würdest **DU** zu mir kommen, wenn ich Dich so anbrülle?".

Das habe ich niemals vergessen und für brenzlige Situationen übten wir den Rückruf mit Pfeife. Und mit Käse. Ich hab die Pfeife immer im Wald dabei, mein Mann kann mit den Fingern pfeifen.

Und wie ich auch meine Kinder wirklich, ehrlich nie angebrüllt habe, wird der Hund auch nicht angebrüllt. Vielleicht wird es irgendwann mal doch passieren, aber das wird Lilli dann sicher verzeihen. Und ich werde sofort so ein schlechtes Gewissen bekommen, dass ich Käse einkaufen gehe. Und ihn ihr reiche.

Jetzt noch schnell eine kleine Geschichte zum wunderbaren Hund und seinem letzten Tierarztbesuch, vor dem ich mich ziemlich gegraut habe, denn Lilli mag Tierärzte nicht besonders gerne. Was soll ich sagen:

LILLI IST GEIMPFT!

In einer Praxis. Von einem Mann im weißen Kittel.

Aber auf dem Boden. Sitzend, während eine Freundin und ich ihr wie deppert die Ohren kraulten und dabei den Blick nach hinten zum Onkel verwehrten. Ganz ohne Gewalt, ohne auf den Tisch zerren, ohne Niederringen, Schreien oder Würgen.

Eine ältere Nachbarin, inzwischen durchaus auch Freundin, geht alle acht Wochen mit ihrem beim Tierarzt tiefenentspannten Schoßhündchen zum Analdrüsen-

Ausdrücken. Bin von dessen Ansichten nicht wirklich begeistert, aber einfach trotzdem immer mit Lilli mitgegangen und alle haben stets fröhlich mit Käse geschmissen.

An einem Analdrüsen-Tag im Mai packte ich Lilli und Impfbuch ein (wurmfreie Kotproben hatte ich schon vorher da abgegeben), der Doc war cool, wir schmissen Käse, Schoßhund wuselte begeistert durch die Praxis und ZACK!, mein Hund war geimpft.

Lilli hat es gar nicht gemerkt.

Und dank Hündchens Analdrüsen können wir bis zum nächsten Mal noch viele Käse-Partys in der Praxis schmeißen, ohne dass was ansteht. Denn bevor kaffeetrinkende fremde Onkels oder Tanten bei uns Zuhause Lilli anfassen dürfen, braucht es schon ein bisschen Zeit und Vertrauen.

Wie man an Lillis Beispiel ganz wunderbar sehen kann: Alles, was gehen muss, geht auch gewaltfrei. Man muss nur wissen, wie.

Irmel Donderer

Bratschistin des Orchesters der

Deutschen Oper Berlin

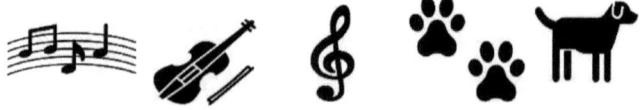

Ein Angebot, das man nicht ablehnen kann

Don Corleone, Mafiaboss und Clan-Oberhaupt, machte gelegentlich als Pate Angebote, die die Betroffenen nicht ablehnen konnten. „Die Familie geht über alles!", sprach er, gelassen eine Zigarre rauchend und tat, was er tun musste. Nicht dass ich jetzt ein großer Fan der Mafia bin. Aber ich bin ein Fan des Padrone, der seine Familie schützte, nötigenfalls mit seinem Leben.

In der heutigen Zeit haben entweder viele vergessen was es bedeutet, eine intakte Familie zu sein, ein Verband, gekennzeichnet durch Gruppen-zusammengehörigkeit der DNA und durch Zusammenhalt, oder sie haben den Luxus eines Familienlebens nie kennengelernt.
Zusammengehörigkeit basiert nicht nur auf der Erbfolge und den Genen, denn man kann ja auch in eine fremde Familie hineinheiraten oder adoptiert werden und gehört dann dazu wie die enge und ferne Blutsverwandtschaft.

Man stelle sich vor, ein Sprössling des Don spielt irgendwo in den sonnigen Weinhängen Siziliens und plötzlich kommen irgendwelche fremde Kinder aus der Nachbarschaft daher und pöbeln das Kind an. Man kann sich lebhaft vorstellen, was dann passiert: Die Leibwächter greifen ein, melden den Vorfall und die

Eltern der wilden Bande werden zum wütenden Don zitiert. (Falls sie sich nicht vorher mit einem Stein um den Hals im Meer oder irgendwo in eine Terrasse einbetoniert wiederfinden, je nach Schweregrad des Vorfalls). Zwischen Pizza, Vino und dem obligaten Handkuss redet man mit dem Boss und hofft auf Milde. Man verspricht, es nie wieder so weit kommen zu lassen und die eigene Brut unter Kontrolle zu halten, auf dass dem Mafiaspross niemals wieder irgendein Haar in der Sandkiste gekrümmt werde. Und alles wäre gut. Denn der Padrone macht ihnen ein Angebot, das, Sie wissen sicher schon was nun kommt, die Herrschaften keinesfalls abschlagen können. Er sichert ihnen Straffreiheit zu (und erwartet dafür vielleicht auch zu gegebener Zeit die eine oder andere kleine Gefälligkeit) und erhält dafür das Versprechen, sich nie wieder in der Nähe des Kindes blicken zu lassen.

Das ist Familie.

Nun ist der Hund nach dem neuesten Stand der Kynologie kein Rudeltier, sondern er lebt mit einer Familie und zwar einer menschlichen. Ein Hunderudel braucht er dazu nicht. Seine Menschen bilden seine Ersatzeltern, indem sie den Welpen großziehen, ihn füttern und ihm ein paar Überlebensregeln beibringen. Dass Hunde nicht zwingend Wert auf die tägliche Bespaßung mit Artgenossen legen, mit denen sie „spielen" sollen ist 2019 schon ein steinalter Hut. Man sollte annehmen, jeder, der sich einen Hund ins Haus holt, wüsste das. Weit gefehlt.

Von 100 Hundehaltern können gefühlte 98 nicht mit dem neuen Familienmitglied umgehen. Weil ihnen die Erfahrung mit der eigenen sicheren Familie fehlt?

Das ist eine Tatsache, dazu braucht man keine Statistik, da reicht ein leiser, vorsichtiger Blick in soziale Netzwerke, die staubige Straße, eine beliebige virtuelle Hundegruppe, die Tageszeitung oder auf einen Hunde-Abrichteplatz.

Kaum einer, der den „Mein Hund-meine Familie" Gedanken verinnerlicht hat. Sie alle denken Mensch und Hund bilden das obligate Rudel, von dem der Mensch der alleinige Anführer, der Alpha, zu sein hat und der Hund ist nix, der letzte, der unterste, der wertloseste Kretin von allen. Sogar die Katze steht höher. Denn sonst ginge die Welt unter und der Hund zerfleischt entweder nachts ihr Gesicht, zerstört ihr Haus oder wird sogar der nächste Präsident der Vereinigten Staaten. (Schön wäre es!) Kaum einer, der wirklich begreift was passiert, wenn er sich einen Welpen ins Haus holt. Ich sage Ihnen was passiert.
Aus der Sicht des Hundekindes bricht von einer Sekunde auf die andere eine ganze Welt zusammen. Es verliert alles, wirklich alles, was es zum Überleben brauchte. Es verliert seine Mutter. Die Wärme der Geschwister. Es verliert seine vertraute Umgebung, seinen vertrauten Tagesablauf, sein vertrautes Futter. Meist reißt man den Welpen viel zu früh (und eigentlich ist es immer zu früh) von der Hundefamilie weg. Das Baby, denn es ist ein Baby, auch wenn es ein Tier ist, ist schlagartig völlig

alleine auf dieser Welt. In einem fremden Haus. Mit einer fremden Spezies. Alles, was sein Leben ausmachte, ist für immer verschwunden. Was es hat, ist ein völlig fremder Mensch. Einer, der sich nicht auskennt, der genervt ist, weil der kleine Hund jammert und weint. Einer, der ihm grausliches Fertigfutter hinstellt, der brüllt und ihm eine überzieht, wenn das Kind nicht weiß, wohin es aufs Klo gehen soll. Und dann, dann kommt die erste Nacht. Ohne Mama. Ohne Geschwister. Fremd, fremd, fremd. Ganz alleine und einsam. Es hat Angst. Es sucht verzweifelt nach einem vertrauten Herzschlag, wenigstens einem Zeichen von Wärme, Zuneigung und Nähe. Was bekommt es vom Alpha-Menschen? Eine Box. In die es weggesperrt wird. Finster. Kalt. Still. Angst. Es ruft nach den Geschwistern, es weint nach ihnen und der Mama. Nichts. Keine Antwort. Endlich, nach Stunden, Licht an, Boxentüre auf und der fremde böse Mensch kommt und schreit mit ihm. Es weiß nicht warum. Es hat nichts getan. Es ist der Überlebenstrieb, der es schreien, weinen und rufen lässt. Es ist hungrig. Normalerweise kommt die Mama, hebt es hoch und trägt es schnell zurück ins warme Nest. Dort gibt's warme Milch. Die Geschwister gurren und schmatzen mit den Zungen. Schlafgeräusche, Trinkgeräusche, Herzgeräusche. Mama ist da und macht mit ihrer weichen Zunge alles wieder gut. Kleine Pfötchen auf dem Rücken und viele kleine feuchte Nasen an Rücken und Bauch. Wo sind sie alle? Warum kommt Mama nicht? „Pfui, aus jetzt!", schreit der fremde große Mensch und macht das Licht wieder aus.

Alleine. Ganz alleine. Warum nicht einfach das Kind in den Arm nehmen, es wiegen und streicheln, es trösten und herzen, es beruhigen und ans Herz drücken, es warmhalten und mit ihm eingekuschelt im Bett einschlafen? Auf keinen Fall, sagt die Alpha-Spezies, denn Sie wissen schon, warum: *„Der tanzt Ihnen sonst auf dem Kopf oder sonst wo herum!"*

So werden traumatisierte Hunde geformt.
So züchtet man Ängste heran, so verhindert man Bindung und Vertrauen von der allerersten Stunde an. Und wieder trägt die Schuld an diesem verbreiteten geistigen Mangel die Dominanz-Methode. Was denken Sie würde passieren, wenn ein Veterinärmediziner seine vierbeinigen Patienten so behandelt, wie Don Dolores und Co es empfehlen?

Ich erzähle Ihnen nun die Geschichte von einem Kollegen. Es war einmal ein reicher Tierarzt, der war stadtbekannt. Viele Menschen ließen ihre Hunde in seiner Praxis behandeln, obwohl der Mann einen sehr speziellen Umgang mit seinen Patienten hatte. Er war brutal. Er war dominant. Er war das, was man gemeinhin ein richtiges Arschloch nennt, nur auf Profit aus und keinen Funken Tierliebe im Herzen. Sie glauben es nicht? Dann lesen Sie bitte aufmerksam diese Geschichte weiter! Wollte ein ängstlicher Hund nicht auf den Behandlungstisch, packte er ihn und zerrte ihn mit Leibeskräften über die Tischkante. Er benutzte dazu gerne ein Stachelhalsband, hatte er das nicht bei der

Hand, nahm er einen einfachen Würgestrick, mit dem er das Tier strangulierte, bis es willig war. Am Tisch fixierte er den vor Angst bibbernden Hund mit einem speziellen Handgriff, indem er dem Tier gekonnt die Blutzufuhr durch beidseitigen Druck auf die Halsschlagadern unterband. Der Besitzer bekam das gar nicht mit, da der gute Mann ganz dicht vor dem Hundekörper stand und das Szenario verdeckte. Der Hund wurde schnell ohnmächtig, da nun die Sauerstoffzufuhr im Gehirn fehlte. Somit lag der Hund ganz ruhig da und sein Besitzer dachte, er wäre einfach tiefenentspannt. Er freute sich und empfahl den Tierarzt weiter.

Tierische Patienten, die das Behandlungszimmer nicht sofort freiwillig betreten wollten, wurden ihren Besitzern immer abgenommen. Dazu kam der Arzt persönlich heraus und legte ihnen ein speziell von ihm konzipiertes Würgehalsband um. Mit dem "führte" er die vor Angst tobenden Hunde hinein. Manche zerrte er hinter sich her, ohne sich um ihr Geschrei, ihre Todesangst oder ihre Erstickungsanfälle zu kümmern.

Es handelte sich zwar um ein nach dem Tierschutzgesetz verbotenes, tierquälerisches Halsband, welches dem Hund Schmerzen verursacht, aber dem Mann im weißen Kittel war das schlichtweg egal, ja, er entwarf sogar passende Würgestricke dazu (mit seinem Logo) und die Dinger wurden millionenfach verkauft. Er exportierte sie bis Übersee! Hunderttausende Hundebesitzer fanden das toll und wollten alle ein Leinen-Set haben. Damit versehen, wurden die Hunde auch in den Röntgenraum, zum OP-Tisch oder zur Blutabnahme nachgeschliffen.

Wollten die Tiere nicht freiwillig mitgehen, trat der Arzt die Patienten mit seinem Bein in die Flanken und in den Brustkorb, oder er stieß seine geballte Hand Richtung Hals oder Kopf der Vierbeiner, um diese gefügig zu machen. Zusätzlich zu jedem Trittchen gab er Zischlaute von sich.

TSSSSSSSSSSSSSSS!

Manche Hunde benötigten Unterwasserbehandlungen, hatten aber Angst vor dem Wasser und wollten nicht in das Becken hinein. Gingen die Hunde nicht freiwillig ins Therapiebecken um zu schwimmen, zerrte der gute Tierarzt sie mittels Kettenwürger und Leine hinein und stieß sie ins Wasser, wo die armen Tröpfe um ihr Leben paddelten. Die Hundebesitzer fanden das nicht weiter schlimm, im Gegenteil, die standen am Rand, applaudierten, filmten und bejubelten den Tierarzt, da er doch damit so viele Hunde, die sonst garantiert gestorben wären, vor dem sicheren Tod bewahrte.

Er machte sie gesund! Halleluja! Zwecks Kundenbindung dachte sich Herr Doktor drei schlaue Worte aus, die er den Hundehaltern immer wieder ins Gedächtnis rief, sobald sie an seinen Methoden zweifelten. Man könnte es Gehirnwäsche nennen, wären es die Zeugen Jehovas und nicht ein Kollege aus der Veterinärmedizin. (Ich glaube, sie hießen Bewegung, Disziplin und noch irgendwas, ach ja, Zuwendung.) Zudem empfahl er den Hundehaltern, sie mögen ihre Tiere doch ausreichend auslasten, sie sollten also täglich, sogar wenn sie krank waren, stundenlang neben dem Fahrrad herrennen oder sich wenigstens am Laufband bewegen. Dies wäre nicht nur gut für die Gesundheit, sondern auch für den unbedingten Gehorsam. Der Doc war ja so klug! Die Damen himmelten ihn an und hingen an seinen Lippen. Sie fanden es wahnsinnig sexy, wie er die Lippen zu einem *TSSSSSSSSSSSSSSSSSSSSS* formte. Viele wollten ihn heiraten oder wenigstens privat kennenlernen. Das ging aber dann doch nicht, weil irgendein Verräter-Kollege die Tierärztekammer über die seltsamen Methoden informierte und der Gott in Weiß letztendlich vom Dienst suspendiert wurde. Es liefen unzählige Gerichtsverfahren gegen den Herrn Kollegen. Die ihn jedoch nicht die Bohne interessierten. Wozu auch! Er verkaufte nebenbei Bücher, die seine Methoden der Tierquälerei genau beschrieben und Millionen Fans folgen ihm bis heute wie eine Herde dummer Schafe.

Schlimm, oder? Ich bin gespannt, liebe Leserin, geschätzter Leser, wie viele bereits nach dem zweiten Satz dieses Kapitels gedacht haben: „Steinigt ihn!", „Nehmt ihm die Konzession weg!" oder „So ein Arschloch darf niemals mehr Hunde behandeln!".

Ach, darf er nicht? Erinnert Sie das Szenario nicht an einen, der täglich viele Hunde genau so quält und sie dadurch krank macht? Denken Sie da nicht sofort an einen bestimmten Mann, einen Hundeflüsterer, der sich wie ein Stehaufmännchen vor einem wehrlosen Hund aufbaut, um ihm sein Fressen unterm Maul wegzureißen, weil er doch der einzige, der wahre, der echte Rudelführer ist? Einen, dessen Namen man nicht laut aussprechen kann, ohne dass irgendein unsensibles, geistiges Sumpfhuhn einen Heiligenschein über seinem mexikanischen Quadratschädel erstrahlen lässt? Die Geschichte hier hat dennoch kein glückliches Ende. Den besagten Tierarzt gibt es nämlich gar nicht. Den mexikanischen Tierquäler leider schon.

Nun muss ich Ihnen noch etwas flüstern. Hunde sind definitiv nicht unsere besten Freunde. Beste Freunde stehen füreinander ein. Sie fallen sich nicht gegenseitig in den Rücken, sie sind fair, loyal und zuverlässig. Die wichtigste Eigenschaft einer Freundschaft ist das Vertrauen. Sich immer auf den anderen verlassen können zählt mehr als alles andere.

Nun werden Sie sagen, aber all das hat doch der Hund. Ja, das hat er, und noch viel mehr. Das reicht aber leider nicht. Zu einer Freundschaft gehören immer zwei. Hunde sind nicht unsere Freunde. Sie sind unsere Untergebenen. Sie finden, das sind harte Worte? Ich finde sie nicht einmal annähernd hart genug für unser Verhalten unseren angeblichen Freunden gegenüber. Der Mensch hat ein Leben außerhalb des Hauses, seine Arbeit, seine Hobbies, seine Freunde. Der Hund hat nichts davon. Er wartet stundenlang allein, bis sich jemand mit ihm beschäftigt.

Ein kleines Beispiel gefällig? Ein Welpe zieht ein. Der frischgebackene Hundebesitzer hat keine Ahnung, wie er mit dem neuen Hausgenossen umgehen soll. Ein Welpe macht Arbeit, das hat der Mensch nicht erwartet. Was tut er? Er fragt Freunde in sozialen Netzwerken, holt sich Rat aus Hundegruppen, beides gibt's ja wie

Sand am Meer. Was erfährt er? Um den kleinen Hund, ein Baby, das gerade von seinen Artgenossen und seiner Mutter getrennt wurde, einzugewöhnen, empfiehlt man, dreimal dürfen Sie raten, das Hundekind in eine Box zu sperren. Klar, das wirkt. Da kann er weinen und heulen so viel er will, vor Verzweiflung, Angst und Einsamkeit in die Stäbe beißen, auf die eigene Decke Kot und Harn absetzen, weil Hundewelpen bekanntlich alle paar Stunden aufs Klo gehen müssen. Hungrig, durstig, verlassen, alleine und völlig ausgeliefert an eine fremde, unsensible Spezies, die nicht den leisesten Schimmer von seinen Bedürfnissen hat. Den Menschen kümmert das nicht. Sie wissen schon: da muss er durch! Wegsperren, keine Scherereien haben, keine Häufchen am Teppich, keine Pfützen im Wohnzimmer. Praktisch! Irgendwann resigniert der Welpe. Und dann wundert sich der Mensch, warum der Hund später unter Trennungsangst oder Verhaltensauffälligkeiten leidet. Sie wurden in dieser Hundebox erschaffen. Gratulation! Viele Hundetrainer werden sich später über einen neuen Kunden freuen. Sie würden staunen, wie viele Menschen, die sich als tierlieb ausgeben, diese Methode praktizieren. Es sind die, die ihr erwachsenes Tier später auch ganztags oder lange Stunden in eine Hundebox sperren. Weil der Hund sonst die Wohnung zerlegt. Auf die Idee, dass der Hund ein soziales Wesen ist, sozialer als so mancher Mensch, kommen die nicht. Soziale Wesen brauchen Gesellschaft. Hunde wollen teilhaben am Leben ihrer Menschen, kann man ihnen das nicht ermöglichen, darf man sich keinen Hund zulegen.

Jemanden wegzusperren bedeutet, über ihn Macht zu haben. Jemandem ein Halsband umzulegen ist ebenfalls ein Machtspiel. Macht ist ein schillerndes, durchwegs gängiges, menschliches Phänomen. In die Kategorie Macht fällt auch der Beißkorb. Die Leute, die Hundeboxen empfehlen (*„Ach, die mag er doch so gerne..."*) empfehlen auch gerne den Beißkorb als Erziehungsmaßnahme.

Letztens erst las ich in einer Hundevermittlungsanzeige „Der Hund werde derzeit immer mit einem Beißkorb gehalten, den er schon *so wie andere eine Brille* trägt." Bitte, geht's noch? Sowas macht mich grenzenlos wütend. Wütend auf dumme Menschen. Auf die Hundetrainerin, die in Hundezeitungen rät, wie man einem Hundebaby das Alleinsein beibringt: Indem man es strikt ignoriert, bevor der Mensch das Haus verlässt und erst recht, wenn er zurückkehrt! Aus welchem Mülleimer die Dame gekrochen kam? Aus einem amerikanischen natürlich.

Wenn Sie nun denken, das wäre schon die schlimmste Machtgeschichte, die Sie je gehört haben, weit gefehlt. Ein Hundeverein, den ich einmal unterstützte, ließ einen Schützling aus einem Auslandstierheim extra in Vollnarkose legen, um ihm einen Dauerbeißkorb zu verpassen. Menschen haben die totale Macht über Hunde. Kritik lassen sie überhaupt nicht an sich heran; sie wird als Versuch der Demontage angesehen. Dies gilt vor allem für die Anhänger der Dominanz-Theorie. Mächtige Menschen haben keine Freunde. Aber sie haben Feinde. Feinde bekämpft man, denn im Krieg ist alles erlaubt. Im Krieg fällt man dem anderen hinterhältig in den Rücken, man missbraucht sein Vertrauen, man tut alles, um ihn zu zerstören. Wenn der Hund nicht pariert, bekommt er einen Leinenruck, einen Tritt, einen Schlag, wird er angeschrien, gedemütigt, auf den Boden geworfen, an der Gurgel gepackt, weitergezerrt, beschimpft. Wenn der Hund aus Langeweile etwas kaputtmacht, wird er weggesperrt und nachher hart bestraft, muss einen Beißkorb tragen. Wenn der Hund sein Essen nicht frisst, sein Futter verteidigt, sein Spielzeug bewacht, sich nicht von jedem alles gefallen lässt, wird er angeschrien, gedemütigt, auf den Boden geworfen, an der Gurgel gepackt, geprügelt, getreten, beschimpft, mit Schweigen bestraft. Die Liste wäre endlos, soviel Platz ist hier gar nicht vorhanden, um alles aufzuzählen, was Menschen ihren Tieren antun. Aber eines ist sicher: sie bezeichnen sich alle immer als *Tierfreunde*.

Schneller, leichter, verführerischer sie ist, die dunkle Seite der Macht.

Würdest DU der dunklen Seite widerstehen? Die wahre Kunst der Freundschaft besteht darin, gemeinsam für die richtige Sache zu kämpfen, bis zum Ende der Welt. Hunde verraten Menschen nicht. Hunde sind all das, was Menschen nicht sind.

Deshalb ziehe ich die Gegenwart meines Hundes sehr oft menschlicher Gesellschaft vor. Für ihn gilt: „Du warst es und wirst es immer sein: mein Freund.".

Woran liegt es, dass die selbstgekürten Flüsterer immer noch das Sagen haben? Wieso zur Hölle weigern sich Redakteure bekannter, umsatzstarker Hundezeitungen, die Wahrheit über Tierquäler-Coach XY und Co zu drucken? Wieso kommt man im 21. Jahrhundert, einem Zeitalter der vielgepriesenen Meinungsfreiheit, damit durch, dass Flüsterer, deren Namen hier nicht genannt werden dürfen, ihre tierquälerischen Tipps und ihre Verstöße gegen europäische Tierschutz-Richtlinien immer durchsetzen?

Nur weil sich Medien vorm Shitstorm wütender Fans oder vor Rechtsstreitigkeiten mit den Anwälten diverser Fernsehsender fürchten?

Obwohl sich doch DIE fürchten müssten, DIE sich schämen sollten und DIE Tag und Nacht weinen müssten wegen ihrer Einstellung?

Wieso sind immer noch so viele Hundehalter da draußen so blind und unbelehrbar?

Liegt es vielleicht daran, dass manche Menschen einfach keine Erfahrung mit Hunden haben und sich in ihrer Not an den nächstbesten Flüsterer wenden? Und der Nächstbeste eben immer der ist, der rund um die Uhr quer durch Europa gondelt und im Fernsehen omnipräsent ist?

Ob das so ist und wie man es besser machen kann erzählt uns nun Hundetrainerin Eva Windisch.

Einfach mit Hunden sein...

Nein, ich bin kein Mensch, der auf viele Jahrzehnte Hundeerfahrung zurückblicken kann. Ganz im Gegenteil: Ich hatte bis vor zehn Jahren mit Hunden nie zuvor groß etwas zu tun. Ich war eher der Katzenmensch, und mein Herz schlug hauptsächlich für die Pferde.

Da ich vor fünfundzwanzig Jahren einen komplett anderen und sehr ungewöhnlichen Umgang mit Pferden lernte, bei dem der Mensch der Freund des Pferdes ist, an sich selbst arbeitet, und das Pferd nur der Spiegel seines Menschen ist, war für mich klar, dass ich mit meinen Hunden nie einen anderen Umgang haben möchte. Es war mir zutiefst zuwider, mich als etwas Besseres aufzuspielen, da ich mich als Mensch auch nur als Säugetier sehe, aber mit Sicherheit niemals als die Krone der Schöpfung. Tiere waren für mich immer etwas Besonderes und Faszinierendes, und mit Ihnen befreundet zu sein war und ist mir immer eine große Ehre.

Meine fünf Hunde kennen und kannten kein einziges Kommando, und niemals habe ich Ihnen etwas beigebracht. Ich habe sie noch nie geschimpft, gestraft, gemaßregelt oder unter Druck gesetzt, ja noch nicht mal die Stimme ihnen gegenüber erhoben. Genau wie ich es mit den Pferden gelernt habe. Aber ich wurde ständig angesprochen, wie wohlerzogen meine fünf Mädels doch seien.

Nach einem Jahr als Hundehalterin hörte ich zum ersten Mal vom Hundeflüsterer, sah mir eine Folge im Fernsehen an und war zutiefst schockiert. Es war nicht mal eine besonders schlimme Folge, aber ich traute meinen Augen und Ohren kaum bei dem, was mir da präsentiert wurde. Nie im Leben wäre ich auf die Idee gekommen, auch nur annähernd so mit meinen vierbeinigen Freunden umzugehen.

Auch ich verwendete den Begriff „Alpha", aber ich ging davon aus, dass ein Alphatier, bzw. ein Leittier den anderen Tieren in seiner Gemeinschaft dient. Dass er sie in ihrem Sinne führt, leitet, beschützt, den Kopf für sie hinhält. FÜR die anderen und niemals GEGEN die anderen agiert. Ich begann mich mehr mit Hundeverhalten zu befassen, doch jedes Mal, wenn es um die gängige Alphageschichte ging, wurde ich immer unsicherer. „Das glaube ich einfach nicht!", dachte ich mir immer und immer wieder. "So können Wölfe und Hunde nicht sein. So sind doch nur wir Menschen."

Dann kam die Zeit, als mich Fachleute für die Verwendung des Begriffs „Alpha" kritisierten und mir wirkliche Fachlektüre empfahlen. Als ich von David Mech hörte, weinte ich fast. „Ich habe es immer gewusst! Ich hatte recht!", triumphierte ich innerlich. Ich verschlang immer mehr Fachliteratur, und es klang plötzlich alles so logisch, so leicht, so natürlich. „Hundeverstand" von John Bradshaw wurde für mich regelrecht zur Bibel meines Wissens.

Durch Facebook bekam ich immer mehr von den Praktiken des Hundeflüsterers mit, die mich jeden Abend beim Einschlafen begleiteten und mir verzweifelte, schlaflose Nächte bereiteten. Es ist mir nach wie vor unerklärlich, warum so viele Menschen diese Macht über ein sie liebendes Tier brauchen und dies scheinbar auch regelrecht genießen.

In meinem Beruf als Hundetrainer, bzw. Hundeverhaltenstherapeutin (trainiert und therapiert wird bei mir nur der Mensch) sehe ich es als Dauerziel in meinem Leben, Hundehalter davon zu überzeugen, dass ein Weg mit dem Hund über die Freundschaft der schönste, erfüllteste und nachhaltigste Weg ist. Für beide Seiten.

Eva Windisch

Hundetrainerin

www.mithundensein.de

Alpha-Wolf, wir folgen Dir!

Willkommen zurück! Schon mal mit einem eingefleischten Sombrero-Fan diskutiert? Wenn nicht, hatten Sie einfach großes Glück.

Wenn schon, haben Sie unter Garantie gehört:

> *Hunde gehen auch nicht zimperlich miteinander um.*
> *Er hat noch niemals einen Hund misshandelt.*
> *Er rettet Hunde vor dem Einschläfern.*
> *Andere trauen sich überhaupt nicht an diese Red-Zone-Biester heran.*
> *Mit Wattebäuschchen und Geschirr kann man keinen Hund erziehen.*
> *Der Flüsterer ist der Beste. Er vermenschlicht Hunde eben nicht.*
> *Alle Hunde sind total entspannt.*
> *Er liebt Tiere.*
> *Die Hunde freuen sich, wenn sie ihn sehen.*
> *Ihr habt sicher keinen aggressiven Hund!*
> *Ihr habt alle nicht die leiseste Ahnung von Hunden.*
> *Die Wölfe machen das auch.*
> *Im Rudel geht es genauso zu.*
> *Er schlägt keine Hunde, er holt sie aus der Fixierung.*

Ist das tatsächlich so?

Nein.

Hunde gehen höflich und vorsichtig miteinander um.
Herr Dolores verstößt unentwegt gegen das
Tierschutzgesetz und hat deshalb viele Klagen am Hut.
Er hat noch keinen einzigen Hund gerettet, er bringt
Hunde um.
Es gibt keine Red-Zone-Biester. Es gibt nur Red-Zone-
Menschen. Die dafür aber reichlich.
Man kann einen Hund sogar völlig ohne Geschirr
erziehen. Wenn man kann.
Der Flüsterer ist ein Tierquäler. Er behandelt Hunde
tierschutzwidrig und wie Scheiße.
Alle Hunde haben Todesangst, sobald sie in seine Klauen
fallen.
Er liebt Geld, Hunde liebt er sicher nicht. Aber er findet
sie durchaus praktisch, da er nur durch sie ganz leicht zu
Reichtum kommt.
Hunde wollen weg, wenn sie ihn sehen. Leider können
sie das nicht, da sie ihm und ihren blinden,
empathielosen Haltern völlig ausgeliefert sind.
Es gibt keine aggressiven Hunde. Nur Menschen sind
aggressiv. Knurrende, bellende und schnappende Hunde
kommunizieren, sind aber deshalb nicht aggressiv.
Tiertrainer ohne Ausbildung haben leider keine Ahnung
von Hunden.
Die Wölfe machen überhaupt nichts wie Hunde.
Es gibt kein Hunde-Rudel, Hunde leben als Einzelgänger
oder in menschlichem Familienverband.
Richtig! Er schlägt sie nicht, er tritt sie, würgt sie,
stranguliert sie und boxt sie mit geballten Fingern.

Hier ein Fallbeispiel aus meiner Tierarztpraxis.

Die Besitzerin kommt mit ihrem geschätzt vierjährigen Schäferhund-Mischling in die Praxis, weil der Hund stark würgt, hustet und die Nahrung verweigert.

Die Untersuchung ergibt eine hochgradige Kehlkopfschädigung. Zudem ist das Tier extrem nervös, lässt sich nicht anfassen, erbricht täglich gelben Schleim und hat regelmäßig Durchfall. Der Hund wird an einem Kettenwürgeband ohne Stopp geführt, an dem er sich entweder andauernd selbst stranguliert oder stranguliert wird. Pariert er nicht oder geht er nicht ständig „bei Fuß", bekommt er einen massiven Leinenruck, der ihm die Luft unterbindet. Kurz bevor der Hund ohnmächtig wird und nur noch röchelt, aber dennoch immer weiterzieht, ruckt sie so stark an der Leine, dass es das Tier herumreißt und es zu Boden geht.

„Irgendwann kapiert er ES schon."

ES!

Was genau sollte denn ein Hund kapieren, wenn er bei jedem Schritt oder auch im Sitzen oder Stehen gewürgt wird, außer, dass der Mensch am anderen Ende der Leine ein kompletter Volltrottel ist? Den er, leider Gottes, dennoch mit aller Hingabe und Inbrunst liebt und dem er weiterhin alles vergibt, sobald er wieder atmen kann und genug Sauerstoff im Hirn hat, um überhaupt jemals wieder irgendetwas zu denken.

Ich an seiner Stelle würde ARSCHLOCH denken, DU BLÖDES ARSCHLOCH, warum tust du mir das an? Und dann würde ich zubeißen und schnellstmöglich abhauen. Aber ich bin auch kein Hund. Zum Glück.

Und dann, dann kniet sich die Dame auf den am Boden vor sich hin röchelnden Hund und zwar mit ihrem ganzen Körpergewicht und würgt ihn so lange, bis er jeglichen Widerstand aufgibt und reglos liegenbleibt. Die Aufforderung, ein Brustgeschirr zu verwenden und das Niederringen zu unterlassen, wird ignoriert.

„Dann zieht er so stark! Und die Wölfe machen es genauso!"

Die Besitzerin hat im Fernsehen gesehen, wie der Hundeflüsterer das mit dem Leinenruck macht. Sie hat gehört, dass der Alpha-Wolf den aufsässigen Untergebenen zu Fall bringt und ihn dann so lange am Hals fixiert, bis er sich ergibt und in Zukunft unterordnet. Das ist kein Einzelfall! Ich habe auf Wiens Straßen sehr viele Menschen auf ihren Hunden sitzen gesehen, ich schwöre bei meinem Augenlicht, dass das stimmt. Auf die Aufforderung, sofort von dem armen Tier zu steigen und es wie einen Hund zu behandeln, anstatt es zu foltern, bekommen Sie alles Mögliche an verbaler Diarrhoe zu hören. Durch Angst lernt das betroffene Tier nur eines: den Verursacher zu meiden. Das Tierarzt-Argument (Kehlkopftrauma, gebrochene Rippen, Todesangst) können Sie getrost knicken, auch die Drohung mit dem Amtstierarzt oder der Polizei zeigt meist keine Wirkung.

Betreten wir nun gemeinsam einen neuen Schauplatz, irgendwo in Deutschland. Ein "Hundetrainer" bietet Antiaggressionstraining für "schwierige" Hunde an.

Eine betagte Dame mit einem Mischlingshund aus Griechenland hatte von Anfang an wohl nicht das richtige Händchen für den Umgang mit ihrem Hündchen, welches gerne auch mal zuschnappte. Man sprach später von einem angeblich immer schon schwierigen, aggressiven Tier. Die Besitzerin wollte den kleinen Hund jedoch nicht weggeben und konsultierte drei Trainer, die offensichtlich alle nichts taugten, bis sie endlich bei dem Antiaggressionsteufel in Wolfratshausen landete. Wo sich wieder irgendein dahergelaufener selbsternannter Trainer-Troll das Würgen, Treten und Strangulieren unserer vierbeinigen Feinde vom mexikanischen Ober-Flüsterer abgeschaut und zur Einnahmequelle gemacht hat.

Hund Nikos (und sicher viele andere!) musste büßen. Er starb. Erstickte qualvoll durch die Hand des Trainers. Wenn Sie ein wenig die Suchmaschine befragen, finden Sie den Namen des Hundemörders ganz leicht.

Einige Hunde überleben solche Torturen mit bleibenden schweren körperlichen Schäden. Seelische Schäden tragen nach so einer Behandlung sowieso alle davon. Manche sterben auch daran. Viele Menschen finden den Trainer toll, der macht das wie der Mini-Sombrero!

Es gibt unzählige Trainer wie den mörderischen Alpha-Trainer aus Wolfratshausen, die frohlockend und geldschürfend in käsige mexikanische Fußstapfen steigen und Hunde unterwerfen.

Weiter im Text bedeutete das "folgenschwere Unterwerfungsritual", wie es in Zeitungsartikeln diverser Tagblätter genannt wurde, den Tod durch den Strick für den Hund. Nach einer wochenlangen grausamen Tortur, die der Hund mit dieser menschgewordenen Bestie durchleben musste, starb er. Der tolle "Trainer" strangulierte den Hund, bis er elend vor den Augen der geschockten Besitzerin krepierte. Aber war sie wirklich geschockt? Wieso griff sie nicht vorher ein und wechselte den Trainer? Sie hat doch wochenlang dem Martyrium ihres Hundes zugesehen, war sie mit einer Sehschwäche geschlagen oder einfach nur empathisch tiefbegabt?

Der Trainer legte Nikos Schlingen um Schnauze und Hals und verband sie mit zwei Leinen. So zog er auch an jenem Tag im August mit dem gefesselten Tier los. Eine Stunde waren die beiden unterwegs. Was in dieser Stunde geschah will ich mir gar nicht vorstellen. Dann kehrten sie in die Wohnung des Frauchens zurück, dort tippte er Nikos mit dem Fuß an. (Ein typisches Trittchen!) Der Mischling rastete vor Angst aus, worauf der gute Mann den Hund an den Leinen hochzog. Die Halterin sah dabei zu. Warum griff sie nicht ein? „In der Luft habe Nikos heftig mit den Beinen gestrampelt und einen schrecklichen, herzzerreißenden Schrei ausgestoßen. Dann habe er sich nicht mehr gerührt."

Im Todeskampf setzte der Hund Kot ab. Der Alpha-Kotzbrocken will den Hund aber noch lebendig gesehen haben, als er die Wohnung verließ.

Für die Staatsanwaltschaft stand fest, dass Nikos durch den immensen Druck auf Kehlkopf und Luftröhre erstickte. Neben der Hundeleiche fand die Besitzerin Kot, der kurz vor dem Ableben abgesetzt wurde, ein weiteres Indiz für den Erstickungstod, da sich der Darm beim Ersticken automatisch entleert.

Ein klarer Fall, oder?

Aber die Staatsanwältin muss Hunde wohl genauso hassen wie besagter "Trainer", denn eine Verurteilung wegen Vergehens gegen das Tierschutzgesetz wollte sie dem Mann ersparen. Damit er auch weiterhin munter Hunde ermorden kann zahlte er als Buße 2800 Euro. Und ist noch immer als Hundetrainer tätig.

Ortswechsel.

Virtuelles Dominanzgeplärr auch in diversen Hundeforen. Kennen Sie das? Sie wurden von einer Facebook-Bekanntschaft kommentarlos zu einer beliebigen Hundegruppe hinzugefügt. Man hat Sie vorher nicht um Erlaubnis gefragt. Plötzlich finden Sie sich in einer Gruppe wieder, in der Sie nie sein wollten und der Sie freiwillig auch niemals beigetreten wären. Eine Hundegruppe. Ein Vierbeiner-Forum vielleicht. Dort, wo sich der durchschnittliche Hundehalter mit anderen vermeintlich durchschnittlichen Hundehaltern austauscht und wo man, wenn man nicht gruppenkonform oder mindestens derselben Meinung wie der Gruppen-Administrator ist, sofort strafweise entfernt wird. Ich habe das selbst erlebt.

Ungefragt hinzugefügt zu so einer reizenden Gruppe scheinbar verzweifelter gelangweilter Damen, die über ihre ebenso verzweifelten Methoden der Hundeerziehung, Hundefütterung und Hundegesundheit miteinander tagelang und seitenweise referierten, mussten meine Augen lesen, was das Gehirn so gar nicht glauben wollte.

Die brutalen Weiber rieten beispielsweise zur Vermittlung eines zur Adoption stehenden Hundes *nur in sachkundige Hände, die den Hund* (der ohnehin schon sämtliche Prüfungen, die es nur geben kann, abgelegt hat) *hart arbeiten und fordern müssten, sonst...*

Sonst was?

Sonst ginge es ihm vielleicht endlich gut und er käme zur Ruhe?

Die anderen Kaliber, die mein Tierarztherz schaudern ließen, rieten zu viel schlimmeren Dingen. Erst neulich erfuhr ich diese Geschichte aus einer Hundegruppe: Die Halterin eines unkastrierten Labradorrüden empfahl den anwesenden Hyänen folgende Maßnahme, welche sie auch immer "anwendet", sobald ihr Rüde das leiseste Interesse an läufigen Hündinnen zeigt.

Dann nämlich schnappt sie den armen Tropf, stellt ihn in die Badewanne und duscht ihn eiskalt ab. Auch gerne mehrmals. Bis er die Lust an läufigen Hündinnen verliert.

Lieber Gott!

Alle, die nicht ihrer Meinung waren, wurden gemaßregelt und ausnahmslos aus dieser Gruppe entfernt. Eine Tierquälerei der Sonderklasse, nur weil die Frau nicht kapiert, dass es sich um einen angeborenen Trieb der Fortpflanzung handelt, den man weder „wegduschen" noch „abtrainieren" kann! Sind solche Leute noch als zurechnungsfähig einzustufen? Ich denke nicht. Solchen Menschen gehört ausnahmslos sofort der Hund weggenommen. Aber wen kümmerts?

Und dann fragt man sich, liebe Leserin, geschätzter Leser, warum es unseren Hunden psychisch und physisch immer schlechter geht? Warum wir durchwegs kränkelnde, traumatisierte und hysterische Hunde haben, die einem scheinbaren Trainer/ Tierpsychologen/ Heiler etc. vorgestellt werden müssen, der die Sache noch um ein Eckhaus schlimmer macht? Vielleicht, weil es gar keine normalen Hundehalter mehr gibt?

Vielleicht deshalb, weil es nur noch haufenweise Extremisten gibt? Wie die Extrem-Barfer, Extrem-Veganer oder Extrem-Trockenfütterer, denen unmittelbar die Extrem-Engelsflüsterer, Extrem-Heiler,

Extrem-Naturheilkunde-Besessenen und Extrem-Antibiotikagegner folgen?

Und Extrem-Besserwisser, denen es kein Hund und auch kein Tierarzt der Welt rechtmachen kann? Die allesamt ihr Wissen aus dem Internet/der Hundegruppe/dem Fernsehen/vom Hundeflüsterer/von sonst woher überall ungefragt verbreiten, wie ein unaufhaltsames hochansteckendes unheilbares Virus?

Wo sind die normalen Menschen geblieben, die mit dem gesunden Hausverstand?

Ganz ehrlich, ich weiß darauf keine Antwort. Leidtragend sind allein die Tiere. Hunde, die dann beispielsweise mit irgendeiner Aromatherapie gequält werden, um sie ruhigzustellen. Oder in enge Druckwesten gestopft werden, da der Druck angeblich den Stress nimmt.

Ich würde auch ganz ruhig werden, wenn man mich in eine Ganzkörperkompresse steckt. Weil ich dann nämlich keine Luft mehr bekomme. Schon deshalb wäre ich ganz ruhig, um mit der restlichen Luft, die mir zum Atmen bliebe, zu überleben.

Empfehlenswert wäre da ausschließlich ein Besitzerwechsel für solche armen Hunde. Und eine Therapie für den Besitzer, nicht für den Hund. Aber machen Sie das mal wem klar.

Das Positive in der Geschichte ist, dass man jederzeit seinen Weg ändern kann. Treten Sie aus Hundegruppen aus, glauben Sie nie, was Sie irgendwo irgendwann lesen. Klären Sie diese Menschen auf. Auch wenn es keinen Spaß macht. Den Hunden macht es noch viel weniger Spaß, solchen Menschen ausgeliefert zu sein. Hinterfragen Sie, zweifeln Sie.

Holen Sie eine fachliche Meinung ein, fragen Sie Ihr Bauchgefühl und Ihr Herz.

Prüfen Sie weise und ganz genau, wem Sie Ihr Tier anvertrauen. Wenn Sie zu Reizbarkeit neigen, essen Sie eine kleine Jause, bevor Sie mit Ihrem Hund üben. (Auch ein Glas Leitungswasser trägt laut Studien aus der Gehirnforschung zur Konzentration und Gelassenheit bei.) Nachweislich ist nach einer Nahrungsaufnahme eher eine positive Einstellung zu erwarten als bei einem hungrigen Menschen. Das gilt auch für Hunde.

Was passiert, wenn ein Mensch zum Glück noch früh genug „aufwacht" und erkennt, was er seinem Hund mit der Alpha-Methode eigentlich antut, lesen Sie jetzt.

Das ist die Geschichte von Natalie Tammer und ihren Hunden.

Wie ich den Mexikaner aus meinem Kopf vertrieb

Ja, auch mich trifft diese Schuld! Auch ich habe eine Zeit lang diesen vermaledeiten Mexikaner in meinen Kopf gelassen, und ich hoffe, meine Hunde verzeihen mir das irgendwann.

Ich bin guter Hoffnung, denn die negativen Auswirkungen haben meine Kleine (jetzt zwei Jahre alt) kaum getroffen, und meine Große (jetzt drei Jahre alt) zeigt kaum noch Auswirkungen. Eigentlich gar nicht mehr, aber trotzdem schäme ich mich. Wie das passieren konnte? Das ist nicht so einfach. Also bei mir war es bestes Wollen und nicht wissen, wie. Die schlimmste Falle!

in dem Alpha-Gedöns der Menschen, die für ihre Hunde eigentlich nur das Beste wollen, ist wahrscheinlich der Gedanke "Biete deinen Hunden Schutz und sei stark, nur dann können sie glücklich sein" vorrangig.

Als ich die Körpersprache meiner Hunde anfangs noch nicht so gut zu deuten wusste und dem Mexikaner im Fernsehen zusah, dachte ich (vermeintlich), dass die Hunde tatsächlich ruhiger und ausgeglichener werden.

Aber sobald man mehr weiß und genauer hinsieht, erkennt man an deren Körpersprache, dass es pure Angst ist.

Warum ich das jetzt weiß?

Meine Hunde begannen zusammenzuzucken, wenn ich nur schnell die Hand hob. Oh...mein...Gott. Ich habe niemals zugeschlagen und trotzdem zuckten sie zusammen. Das kommt daher, wenn man dem Hund irgendetwas nachschießt, wenn er zum Beispiel an der Leine zerrt. Das war schon mal der erste Punkt.

Der zweite, sehr wichtige Punkt war ein einschneidendes Erlebnis, das ich mit meinen beiden Hunden hatte. Meine Summer war damals ein Jahr alt und meine Fame neun Monate, als die drei stark vernachlässigten Hunde meines Nachbarn plötzlich in unseren Garten einbrachen und meine kleine süße Fame töteten.

Darüber zu reden ist immer noch so schmerzhaft wie damals. Auf die Frage, wie das passieren konnte, habe ich bis heute keine plausible Antwort gefunden und ich kann mir noch so sehr einreden, dass ich es nicht hätte verhindern können, dennoch klebt dieser Unfall an mir wie Pech. Ich war eine Woche wie gelähmt, auch meine Große war traumatisiert. Sie hat eine Woche lang jeden Zentimeter des Gartens, genau dort, wo „es" passiert ist, langsam abgesucht. Ich weiß nicht wie man das nennen soll, es schien, als würde sie das brauchen, so hat es gewirkt. Sie hat sich ihre eigenen Pfotenabdrücke (man konnte sie noch gut sehen, sie hatte schmutzige Pfoten an diesem Tag) an der Wand genau angesehen. Die waren bis zu einer Höhe von über einem Meter an den Wänden, genau dort, wo sie versucht hat, zu entkommen. Wie sie es dann über den eineinhalb Meter hohen Zaun geschafft hat, weiß ich nicht.

Wir beide waren damals sehr bedrückt und leise. Bis ich den Leichnam meiner Kleinen zum Beerdigen bekommen habe. Ich habe sie im Garten begraben.

Wie sich meine Summer da verhielt, werde ich nie vergessen. Sie hat mir beim Beerdigen geholfen. Sie hat mit ihrer Nase Erde auf meinen kleinen Engel geschoben. Ist dabei niemals auf sie draufgetreten. Das hat sie die ganze Zeit gemacht, nur mit der Nase. Sie hat das zuvor niemals und auch danach niemals wieder gemacht. Ich habe die ganze Zeit geheult, aber Summer hat mich gar nicht beachtet. Sie war vollauf damit beschäftigt, die Kleine vorsichtig und behutsam mit Erde zuzudecken. Hat dabei immer wieder die Nase einfach auf ihr liegen lassen und stand ganz ruhig da. Als wir fertig waren lief sie plötzlich davon. Um mit einem Ball wieder zu kommen.

Dazu sei gesagt, dass sie eine Woche lang nicht gespielt hat. Um dann mit dem Ball vor mir den Kasperl zu machen. Sie ist vor mir rumgehopst und hat mir immer wieder ihren Ball zugeworfen. Sie hat mir sehr geholfen, meine Süße. Sie wollte mich aufheitern.

Das war sozusagen der letzte "Hinweis", den ich brauchte, um mich damit auseinanderzusetzen, was Tiere eigentlich wissen- und was nicht.

Ich habe mich dann sehr intensiv damit beschäftigt was Tiere denken und fühlen. Ich habe viel über

Hundehaltung gelesen, vor allem Wissenschaftliches. Und wenn man sich erst einmal wirklich ernsthaft und intensiv mit dem Freund Hund auseinandergesetzt hat, dann kann man eigentlich gar nicht anders, als sich zu verändern. Ich habe Tiere immer schon respektiert und das Beste für sie gewollt, aber DAS hat sich verändert bis hin zu kompletter Gleichberechtigung.

Hunde sind ein Teil meiner Familie und so behandle ich sie nun auch.

Es haben sich seitdem auch unsere „Baustellen" verbessert. Langsamer zwar, aber nachhaltiger. Meine Summer war schon als ich sie bekam sehr Futter-neidig, und eine eher ängstliche „Nach-vorne-Geherin". Außerdem hat sie sofort geschnappt, wenn man sie unabsichtlich aus dem Schlaf gerissen hat, sie versehentlich berührte, wenn sie schlief. Das schnelle Beißen liegt ihr in den Genen, ich weiß das, weil die Linie dafür bekannt ist und zwei ihrer Brüder deswegen sogar im Tierheim landeten.

Ich habe Summers Eigenschaften nun einfach hingenommen und akzeptiert, weil es eben so ist und ich auch wusste, dass ihr Verhalten mit Vertrauen zu tun hat. Also haben wir das respektiert und ihr gezeigt, dass sie uns immer und überall vertrauen kann.

Ich hatte schon so schöne Erlebnisse mit ihr. Zum Beispiel wenn ich ihr unabsichtlich auf die Zehen trete. Dann hat sie früher sofort geschnappt. Seit ich mich bei ihr entschuldige, endet es immer in einem großen

Geknutsche auf dem Boden. Sie busselt mich ab, ich versichere ihr, dass es mir leid tut und bussel sie auch ab. Läuft sie mal zufällig in mich hinein und bringt mich unabsichtlich zu Fall, führt sie sich auf wie eine Verrückte, vor lauter Entschuldigungen. Ich muss dann immer lachen.

Auch darf inzwischen jeder in ihre Schüssel fassen, sogar meine jüngste Hündin, wenn sie ihr das erlaubt. Das wäre vor zwei Jahren undenkbar gewesen.

Sie hat aber auch Eigenheiten, die nie wieder weggehen werden.

Seit dem "Angriff" ist sie absolut nicht mehr bereit, die kleinste Anfeindung hinzunehmen. Wenn irgendein Hund uns oder unsere jüngste Hündin in ihren Augen "bedroht", dann gibt es kein Halten. Nie wieder wird ihr sowas passieren. Das ist Pech für die freilaufenden Tut-Nixe, die meinen, daher zu stürmen, ohne sich benehmen zu können und erst mal in angemessener Hundesprache zu fragen, ob sie sich nähern dürfen.

Dann verwandelt sie sich in eine Furie aus Fell und Zähnen. Deshalb habe ich sie auch immer an der Leine, denn es ist halt leider so, dass immer wieder Hunde, die nicht abrufbar sind, unsere Wege kreuzen. Und das gestehe ich ihr auch zu, denn sie hat ihre beste Freundin verloren. Wenn sie für sich selbst beschlossen hat, das nicht mehr hinzunehmen, ist das ihr Recht.

Eine Erkenntnis ist für mich sehr wichtig. Auch wenn ich meinen Hunden jetzt noch mehr Freiheit lasse, so will doch niemals einer von ihnen die Weltherrschaft an sich reißen. Warum sollten sie das auch wollen? Was hätten sie davon, es geht ihnen doch nicht ums Herrschen oder beherrscht-werden. Es geht darum, dass die verschiedenen Charaktere und Temperamente als Familie zusammenleben. Keiner ist mehr oder weniger wert als der andere.

Uns verbindet Zuneigung.

Narzisstische Menschen, die Hunde nur besitzen wollen, um jemanden zu haben, den sie beherrschen können, werden wahrscheinlich niemals verstehen können was ich meine. Aber jene, die das Beste für ihre vierbeinigen Freunde wollen, können ganz sicher nachvollziehen, was ich sagen will.

Denn auch ich habe die "weicheren" Methoden vom Mexikaner angewandt, einfach deshalb, weil ich mir einreden ließ, dass es „das Beste für den Hund" wäre. Dass der Hund einen menschlichen Alpha-Anführer braucht, um glücklich zu sein. Aber ich fühlte mich nie wohl dabei.

Wenn es euch auch so geht dann lasst euch gesagt sein, alles, was man braucht um einen Hund zu erziehen, ist Intuition und Gefühl.

Und versprochen, ihr werdet witzige, wundersame und schöne Erlebnisse haben, wenn eure Hunde aufblühen, weil sie plötzlich frei sind, so zu leben, wie es ihrem Inneren entspricht.

Ich könnte noch viele solcher Begebenheiten erzählen und ich habe niemals bereut kein "Alpha" mehr zu sein. Im Gegenteil.

Alles Liebe, eure

Natalie Tammer

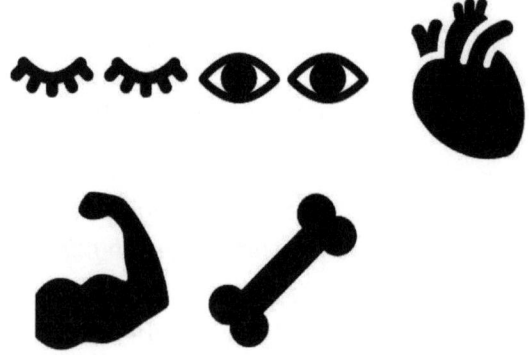

Du bist nicht der Rudelführer!

Willkommen zurück! Es ist eine bekannte Tatsache, (die übrigens auch in psychologischen Studien bewiesen wurde!), dass Menschen Dinge von anderen Menschen- und erst recht von ihren Haustieren- einfordern, die sie keineswegs von sich selbst erwarten, einfordern oder erfüllen.

Eine Mutter treibt ihr Kind zum Lernen, zu Fleiß und Ordnung an, setzt sich aber selbst hin und raucht gelangweilt eine Zigarette nach der anderen, während sie in ihren PC schaut und die Wohnung im Dreck erstarrt. Warum das Kind diese Mutter nicht ernst nehmen wird, ist wohl offensichtlich.

Gleiches gilt für die Erziehung unserer Hunde. Menschen wirken in den Augen ihrer Hunde total lächerlich, wenn sie sie drängen, geradewegs an der kurzen Leine auf einen entgegenkommenden fremden Artgenossen zuzusteuern. Und dann schreien, rucken und zerren, zischen, keifen und treten sie, damit das arme röchelnde Tier endlich aufhört zu bellen und wie wild in die Leine zu springen.

Sie ahnen nicht mal, wie sie in so einer Situation aus der Sicht ihres Hundes dastehen. Wie einer, der gerade über das Kuckucksnest fliegt, einer, der direkt aus der Irrenanstalt entlaufen ist, aber trotzdem (wenn auch nur in den Augen ihres Hundes, sicher nicht in meinen) irgendwie- in Fragmenten oder wenigstens Zuhause-liebenswert zu sein scheint. Mit Eselsgeduld übernimmt der Hund an der Leine dann seinen Part, solange, bis sein Zweibeiner wieder normal zu werden scheint und er ihm Leinenkompetenz zutraut. Er beschützt seinen Menschen! Vor sich selbst und vor den anderen Hunden, die anzusteuern eine seltsame menschliche Idee ist, aber was soll er machen. Sein Mensch hat nun mal die Macht in der Hand. (Leider.) Denn er würde niemals direkt auf einen anderen Hund zusteuern, außer es handelt sich um seinen besten Freund. Er würde seinen Menschenfreund niemals verraten, indem er ihn auch noch für inkompetentes und der gesamten Hundewelt gegenüber unhöfliches menschliches Fehlverhalten bestraft. Ein Verhalten, welches man ihm gegenüber in solchen Situationen an den Tag legt, nachdem der eigene Zweibeiner ihm auch noch in den Rücken fiel, anstatt das Szenario zu beenden. Hunde lieben uns Menschen so sehr, dass sie all das geduldig über sich ergehen lassen. So geduldig, dass sie am Ende sogar krank werden von den Undingen, die man ihnen antut.

Während der Mensch auch noch überall herumerzählt, dass er doch eh wirklich alles getan, alles ausprobiert hat, um dem doofen Vieh Manieren beizubringen, aber herrjeh, es nutzt halt nix!, senkt der Hund traurig seinen Kopf. Diese Menschen vergessen, dass ihr Hund sie versteht, wenn sie schlecht über ihn reden. Hunde verstehen die menschliche Sprache, ihr einziger Nachteil ist, dass sie nicht reden können. Gott steh uns bei, wenn sie das könnten! Wir hätten nichts mehr zu lachen.

Jeder, ob er es hören will oder nicht, erfährt:
„Der dumme Aggro-Köter will sich nicht bessern!".

Dabei sollte ausschließlich der Mensch sich bessern, mit ihm den Weg wechseln, sich auf unangenehme Begegnungen vorbereiten. Der Mensch alleine sollte wissen, wie er sich und seinen Hund in solche Situationen gar nicht erst hinein- oder wenigstens wieder heil herausmanövrieren kann!

Viele wissen das aber nicht und dann schauen sie mal nach, was EL Sombrero oder Teutonen-Alpha verzweifelten Hundehaltern da so ans Herz legen.

Ersterer schleppt den Hund täglich mehrmals zischend und tretend am Würgeband an genau der Stelle oder genau an dem Hund vorbei, (nachdem er ihn vorher gründlich erschöpft hat), welche ihm Stress machen.

Zweiterer empfiehlt Futterentzug, rät dem Halter, das Tier aus der Ferne (oder Nähe) mit einer Spritzpistole anzuspritzen oder mit Gerassel zu erschrecken, ihm etwas nachzuwerfen (Flasche, Leine, Schlüsselbund) und ihn dann ebenfalls an genau der Stelle vorbei zu schleppen, die ihn stresst. Oder ihn irgendwo abzulegen, wo er niemals freiwillig liegen würde und zwar genau dort, wo er Stress hat oder ihm jemand absichtlich noch viel mehr Stress macht.

Warum eigentlich? Was soll das bewirken? Möchte man die Hunde gerne erschrecken, verstören, verhärmen, besiegen? Könnten die Menschen nicht einfach nachgeben, ausweichen, eine andere Route wählen, Bindung und Vertrauen aufbauen, ihnen Zeit lassen, die Führung übernehmen, vertrauenswürdig sein?

Nein, das können die nicht, weil Deutschlands Alpha-Flüsterer (oder irgendein anderer Flüstergott) es so sagt und was die Flüstergötter sagen, ist immer richtig, denn die sagen das schließlich aus dem Fernseher heraus und damit basta. Und wenn der Gringo rät, den Hund zu ignorieren, ignorieren sie ihn eben. Selbst wenn es Wochen dauert! Das müsse so sein, sagt der lustige Onkel. Und lacht. (An dieser Stelle bitte Gelächter im Publikum, danke.)

Der germanische Alpha-Strohhut ignoriert gerne, wohl weil ihn selber viele Hundehalter, die bei Sinnen sind, ignorieren und nicht auf das Comedian-Gequassel hereinfallen. (Gottlob werden es langsam mehr.)

An dieser Stelle treffen wir unsere alten Freunde Krokodil, Ratte und Hook wieder. In lebensbedrohenden Situationen, in denen der Hund denkt, man wolle ihm an den Kragen, schaltet sein Gehirn vom Hook-Modus („Ich sollte da ruhig vorbeigehen, denn der Mensch will es so!") in den Krokodil-Modus („Überleben! Angriff!"), und die Ratte gibt Millisekunden später gekonnt ihren Senf dazu. Millisekunden! Alles Gelernte ist vergessen, der Hund denkt mit dem Krokodilhirn, während der Mensch zeitgleich mit dem Hund in den Echsen-Modus verfällt, denn kaum ein unerfahrener Zweibeiner mit einem autistischen Tourette-Hund an der Leine ist imstande, sich so zu sammeln, dass er einem menschlichen Buddha gleicht. Impulskontrolle will gelernt sein. (Ich kann das mittlerweile. Es war nicht einfach.) Mensch und Hund bilden nun ein verzweifeltes Team, beide im Angriffsmodus, beide ferngesteuert. Keiner von beiden ist mehr ansprechbar. Das ist die Wahrheit, der man öfter auf der Straße begegnet als einem lieb ist.

Solche Menschen sehen dann oft keinen anderen Ausweg, als ihren vermeintlich „unkontrollierbaren" und „bösen" Hund mit Brachialgewalt und höchst unfairen Methoden (Deutschland!) oder mechanischen Zwangsmaßnahmen (Mexiko!) zu traktieren.

Ungeübte werden in solchen Situationen gerne laut, aggressiv und ihre Impulskontrolle sinkt unter den Tisch. Warum wir uns so verhalten ist schnell erklärt: Die Ratte hat dann eine akute Dopamin-Unterversorgung. Wir strengen uns zwar an, aber es dauert und dauert dem Hund irgendwas beizubringen und die Töle will und will es nicht gleich und auch nicht die nächste Woche kapieren, *DASS SIE GEFÄLLIGST MIT ALLEN HUNDEN AUF DIESER WELT BEFREUNDET SEIN SOLL!*

Wenn wir uns anstrengen, ohne dabei Erfolge zu erzielen, ohne zu sehen, dass sich unsere vermeintliche Anstrengung auch lohnt, dann gibt's auch keine Belohnungsdroge. Dopamin gibt es nur, wenn man in einem gewissen Erfolgszeitfenster auch merkt, dass sich die Arbeit gelohnt hat. Da es aber bei manchen Hunden wirklich sehr lange Zeit dauert, ihre schlechten Erfahrungen und ihre Ängste aufzuarbeiten und sie in Wohlgefallen, Vertrauen und Bindung zu verwandeln, geben sehr viele Zweibeiner recht schnell auf. Sie versuchen es lieber mit diversen Flüster-Tricks, was die Sache immer viel schlimmer macht. Und dann, dann geben sie das unkontrollierbare, gefährliche, dominante und absolut unbezwingbare Red-Zone-Monster ganz schnell im nächsten Tierheim ab. Wo es zum Wanderpokal wird, bis es schlimmstenfalls eingeschläfert wird.

Und nehmen sich einen neuen Hund, vielleicht einen ganz kleinen, und zerstören natürlich auch diesen armen Tropf wieder.

Es gibt Menschen auf dieser Welt, die sogar einen sechs Wochen alten Golden Retriever-Welpen zu einer reißenden Bestie heranziehen können, nur durch ihre Härte, Grausamkeit, Ignoranz und Infantilität.

Sehen Hunde, die permanent durch Brutalität, menschliche Unberechenbarkeit, Unlogik und durch abartige, nicht hundekonforme Behandlung „durch müssen", keinen Ausweg mehr (und welchen Ausweg sollen sie denn sehen, da sie uns doch Tag und Nacht hilflos ausgeliefert sind!), sind sie zu einem Leben in permanenter, unterschwelliger Angst vor ihrem Zweibeiner verurteilt. Sie müssen in ständig erhöhtem Erregungszustand leben und werden dadurch krank. Aus diesem Grund sind sie auch ständig unkonzentriert,

ganz leicht ablenkbar und können überhaupt nicht mehr
lernen.

Sie bemühen sich zwar aus Leibeskräften, können es
ihrem Menschen aber nie wirklich recht machen,
obwohl sie perfekt sind und aus Hundesicht alles völlig
richtig machen!

Dennoch gibt es für diese Opfer weder Lob noch Liebe,
weder Anerkennung noch Belohnung. Es gibt Haue und
Gebrüll, es gibt Strafe und Ungnade. Man setzt sie
absichtlich ihren größten Ängsten aus und bestraft sie
auch noch für ihre Angst. Der Alpha-Mensch tut alles,
wirklich alles, um Hunde richtig fertig zu machen und zu
brechen. Aber eines gibt es von ihm auf gar keinen Fall:
Verständnis. Und daher gibt es auch kein Dopamin.

Wir brauchen uns daher überhaupt nicht zu wundern,
wenn uns unsere Hunde nicht mehr so beschützen
können, wie wir uns das vielleicht vorstellen. Schützt ein
Hund vor Vergewaltigung und Überfall? Eher nicht
mehr.

Als vor zig-tausend Jahren die ersten Menschen den
Grundstein für die heutige Beziehung zwischen Mensch
und Hund legten, geschah dies aus gutem Grund. Die
Hunde hatten vor allem einen Zweck: sie dienten zum
Schutz. Sie beschützten ihre Menschen, bewachten die
Siedlung, das Lager, die Kinder, das Essen, Hab und Gut.
Als Gegenleistung erhielten sie dafür eine sichere
Futterquelle und einen Platz zum Schlafen.

Heute halten sich Menschen aus allen möglichen Gründen Hunde. Als Ersatz für den besten Freund, als Trost im Alter, als Sportgerät, weil sich die Kinder einen zum Spielen wünschen, weil sie sonst alleine und einsam dastünden, es gibt wahrlich tausend Gründe, sich einen Hund anzuschaffen!

Und dann passierte 2016 das: Anfang des Jahres wurde eine Frau in Österreich brutal überfallen. Eine Gruppe junger Asylanten schlug sie, vergewaltigte sie und sie starb fast an den Folgen. Was sicher kein Einzelfall ist. Einzigartig an der Geschichte ist, dass diese Frau einen Hund mit dabei hatte, einen Schäfer-Husky-Mischling, der bei dem Überfall von den Typen so zugerichtet wurde, während er versuchte, das Leben seiner Freundin zu schützen, dass er am nächsten Tag an den Folgen der Schläge und Tritte im Tierspital verstarb. Fragen Sie nach bei der Österreichischen Polizei, wenn Sie es nicht glauben.

Nun könnte man meinen, ein mutmaßlicher Einzelfall. Das dachte ich auch. Dann hörte ich im Radio diese Nachricht. Eine Frau ging mit ihrem Hund, einem Labrador, in einem Wiener Park spazieren. Sie wurde ebenfalls brutal gewürgt, schwer verletzt und vergewaltigt. Ihr Hund lief weg, versteckte sich hinter den Sträuchern im Park und wurde, als der Täter von der Frau abließ, von Passanten eingefangen. Ihm ist nichts geschehen. Wie ist das möglich? Ich dachte immer, in Begleitung eines Hundes durchschnittlicher Größe und durchschnittlicher Gesundheit wären Frau und Kinder sicher. Ich dachte das ernsthaft. Nun, es ist nicht so.

Man hat so gut wie alle angeborenen Triebe unserer Hunde tagein tagaus abtrainiert. Alles, was einen normalen Hund ausmacht, Jagdtrieb, Schutztrieb und der angeborene Instinkt zwischen Gut und Böse zu differenzieren, wird systematisch weggemacht. Vom Menschen.

"Unsere Hunde müssen alle lieb haben!"

Sie sollen fromme Lämmchen vor dem Herrn sein, zu Hause alle herzlich willkommen heißen, sich auf der Straße von jedem Fremden freudig erregt den Kopf tätscheln lassen und unentwegt mit allem und jedem spielen wollen. Wenn es an der Türe klingelt dürfen sie nicht mal mehr Wuff machen, sonst gibt's eine am Kopf oder man bestellt das neueste Folterinstrument, das Schallwellen am Hundehalsband aussendet, (wohl die Nachfolge der Stromschläge-Methode), falls der Hund einmal den Mund aufmacht. Von Kindern müssen sie sich ohne Murren alle Quälereien gefallen lassen, von Erwachsenen wird ihnen bedingungsloser soldatischer Gehorsam abverlangt.

Frauchen und Herrchen können und wissen alles!
Du hältst die Klappe und machst ausschließlich nur das, was wir sagen, sonst gibt's mächtig Ärger in Alphahausen!

Wir dürfen uns wahrlich nicht wundern, wenn uns unsere Hunde nicht mehr schützen. Sie meiden den

Schmerzverursacher oder die schmerzauslösende Situation. Sie haben keineswegs verlernt, uns zu schützen, wir haben es nur erfolgreich aus ihnen herausgeprügelt. Oder, freundlicher formuliert: abtrainiert. Wenn die Belohnung immer ausbleibt und es daher ständig an Dopamin mangelt, ist man nicht motiviert. Was hingegen niemals an Wirkung verliert ist soziale Anerkennung.

Mit freundlichen lobenden Worten Anerkennung, Wertschätzung und Aufmerksamkeit zu schenken steigert die Motivation zur Verhaltensänderung, beim Zwei- wie auch beim Vierbeiner. Und zwar sogar mehr als durch Belohnungshäppchen. Wir alle werden doch gerne gelobt! Wer Hunde prügelt sollte daher nie vergessen, Frauen und Kindern rechtzeitig den Umgang mit der Faustfeuerwaffe zu lehren oder ihnen wenigstens bei jedem Spaziergang ausreichend Pfefferspray mitzugeben. Denn ein geprügelter Hund, eindrucksvoll am Nachbarshund zu erkennen, wird zuallererst das Weite suchen, bevor er sich selbst in Gefahr bringt.

Er haut ab, verkriecht sich. Er begibt sich in den Krokodil-Modus und stellt sich tot. Er macht sich unsichtbar. Dass so ein furchtbares Rudelführer-Szenario auch der kleine Willi Tag für Tag erleben musste, darüber erzählt Ihnen jetzt Christa Kiefer.

Aber lesen Sie selbst!

Gewalt in der Hundeerziehung

Der kleine Willi röchelte und keuchte, stand auf einmal ganz still, zitterte am ganzen Körper, senkte den Kopf und fiepte jämmerlich. Seine Halter hatten dem erst drei Monate alten, sehr kleinen Welpen eine Würgeschlinge umgelegt, die am Ende einer schwarzen Stoffleine geknüpft worden war. Der Welpe wog damals zirka zwei Kilogramm. Eine Nachbarin sprach den Mann an, warum er diesem jungen und sehr kleinen Hund so etwas anziehe. „Er soll lernen, nicht an der Leine zu ziehen", antwortete er. Und ergänzte: „Ich lege ihm das Band über den Kehlkopf, wie es der Hundetrainer Cesar Millan macht". Ein Druck auf den Kehlkopf ist sehr schmerzhaft.

Die Nachbarin ist Tierschützerin. Sie war entsetzt über diese Behandlung des sehr kleinen Welpen und informierte die zuständige Amtstierärztin. Eine andere Nachbarin, die ebenfalls das Würgen des kleinen Hundes gesehen hatte, schaute geflissentlich weg und lief mit ihrem Hund hoch erhobenen Hauptes weiter. Sie ließ später keinen Zweifel daran, dass sie das Verhalten ihrer Nachbarin wegen des Ansprechens des Halters aufgrund des Würgens seines Hundes unangemessen und das Verständigen der Amtstierärztin übertrieben fand.

Die Ehefrau des Halters hatte noch eine weitere Erklärung für das Verwenden der Würgeschlinge. „Wenn man sie nicht nehmen sollte, dürfte sie nicht verkauft werden", sagte sie lapidar. Eine Nachfrage bei den

Zoogeschäften Fressnapf und Futterhaus durch die Tierschützerin am Wohnort der Halter ergab jedoch, dass diese eine Würgeschlinge, wie sie bei Willi verwendetet wurde, nicht empfehlen und auch nicht verkaufen würden, schon gar nicht für einen Welpen. Es ist daher davon auszugehen, dass die Halter die Schlinge selbst am Ende des Bands der Stoffleine geknüpft haben.

Während eines Kontrollbesuchs klärte die Amtstierärztin den Halter und seine Ehefrau darüber auf, dass das Tragen dieser Schlinge für den Welpen gesundheitlich sehr schädlich sei und empfahl ein Geschirr für den kleinen Hund. Danach trug der Welpe zwei Tage ein Geschirr und dann wieder die Würgeschlinge, da die Halter trotz Aufklärung der Tierärztin vollkommen uneinsichtig waren. Zu der Hundeschule, die Willis Halter besuchen wollten, kamen die Eheleute mit ihrem Welpen am Endloswürger. Von der Trainerin wurden sie darüber informiert, dass Würgehalsbänder bei dieser Hundeschule verboten seien. Daher fügten Willis Besitzer dem Hund aus Gründen der Täuschung einen Stopp in die Würgeschlinge ein, damit sie sich nicht ganz zuziehen konnte oder zogen dem Tier ein normales, allerdings sehr schmales, Halsband an, wenn sie die Trainingsstunden besuchten, so dass von der Hundeschule keine Beanstandungen kommen konnten. Gingen die Halter mit dem Hund aus dem Haus, trug er zwar ein normales schmales Halsband. Sobald sie sich außer Sichtweite von Menschen glaubten, streiften sie ihm wieder die Würgeschlinge ohne Stopp über, die sich die Halter mit der Stoffleine daran in die Tasche gesteckt hatten und „übten" mit dem Hund den perfekten Gehorsam. Dies wurde von der Tierschützerin mehrfach beobachtet.

Der Mann brüstete sich sogar gegenüber einer weiteren Nachbarin, dass er wie der mexikanische Hundeflüsterer dem Hund durch das Würgeband zeige, dass er der Stärkere und damit der Rudelführer sei. „Bei einem so kleinen Hund ist es sehr leicht, stark zu sein, ein Würgeband ist dazu bestimmt nicht nötig", meinte die Frau dazu. Nach Informationen der Autorin kann mit Strangulation jeder Hund gefügig gemacht werden.

Danach handelt auch der Hundeflüsterer.

Im Fall von Willi ist besonders fatal, dass der Hund während des Wachstums der Knochen und der Halswirbel eine Würgeschlinge trug. Sein weiteres Schicksal ist ungewiss, denn die Halter benutzen weiter ein Würgehalsband, wenn sie meinen, dass es keiner sieht. Sie verwenden neuerdings auch sogenannte Schlupfhalsbänder. Der darin befindliche Stopp wurde nach unten verschoben, so dass er nicht das Zuziehen des Halsbandes verhindern konnte. An einem Stopp an einem türkisfarbenen Kordel-Halsband konnte man sehen, dass er gewaltsam nach unten verschoben war, denn er war nicht mehr rund, sondern oval verformt, als ob mit einem Hammer darauf geschlagen worden wäre.

Es ist mit Sicherheit nur eine Frage der Zeit, bis gesundheitliche Beeinträchtigungen oder gar körperliche und seelische Schäden bei dem kleinen Willi auftreten. Er *hat jetzt etwa die Größe eines Dackels. Gegenüber der Amtstierärztin, die mehrfach kontrollierte, wurde von den Haltern stets das Verwenden der Würgeschlingen bestritten, obwohl die Veterinärin bei ihrem ersten Besuch bei Willis Haltern den zuerst bei dem Welpen benutzten schwarzen Endlos-Würger gesehen hatte. Später wurde ihr immer nur ein normales Halsband gezeigt, welches die Halter angeblich verwendeten.*

Die Beweise reichten nicht aus für eine Beschlagnahmung des Tieres, zumal ein Fotografieren des Hundes mit dem Zughalsband nicht möglich war. Die Tierschützerin befürchtete, dass ihr Fotoapparat oder Handy vom Halter aus der Hand geschlagen werden könnten. Keiner der anderen Nachbarn wollte sich zu diesem Fall äußern.

Man will ja schließlich keinen Ärger.

Der Hund gehorcht übrigens perfekt. Muss er an der Leine laufen, passt er sich haargenau den Schritten seiner Besitzer an, damit sich die Schlinge nicht zuzieht. Dies verbuchen die Besitzer als Erfolg ihrer „Erziehung" und sind der Meinung, alles richtig gemacht zu haben. Was zählt ist, wie beim Hundeflüsterer, nur der Erfolg. Wie es zum Erfolg kommt und wie es dem Tier dabei geht, spielt keine Rolle.

Das Verwenden von Würgehalsbändern als Erziehungsmittel wird von einigen Trainern nach wie vor empfohlen, obwohl die damit verbundenen Gefahren, im schlimmsten Falle Tod durch Erwürgen, längst bekannt sind. Ein prominenter Verfechter der Würgeschlingen und Zug- sowie „Erziehungshalsbändern" ist der selbst ernannte „Hundeflüsterer", auf den sich auch Willis Besitzer berufen hatten.

Es sieht so einfach aus und die Leute machen es nach, trotz des Hinweises vor den Sendungen in diversen Kanälen, dass das Gezeigte nicht ohne Trainer praktiziert werden darf. Zum Flüster- Repertoire gehören weiter Schläge auf den Kehlkopf und Nierentritte. Auch das „Hängen" von Hunden, das Abheben am Würger vom Boden zur Strafe von Fehlverhalten, scheint in einigen Kreisen durchaus üblich zu sein. Dadurch kam es nachweislich leider auch zu mehreren Todesfällen.

Christa Kiefer

Freie Journalistin für die

Rheinpfalz-Redaktion Speyer -

Tageszeitung

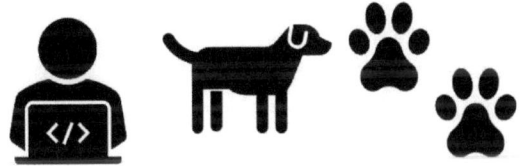

Über dominante, bissige Alpha-Listenhunde

Seit der verwahrloste, in einem Käfig auf einem Balkon gehaltene Listenhund Chico im April 2018 in Österreich seine beiden Besitzer totgebissen hatte und gleich darauf ein Säugling an einem Hundebiss verstarb, (die Halterin war alkoholisiert), hörte die Debatte über die bösen Alpha-Hunde nie wieder auf. Es hörten auch die Vergleiche nicht mehr auf. Chico wurde eingeschläfert. Seither liest man immer wieder die gleichen unsinnigen Dinge über Hunde, in Artikeln diverser Schmierblätter genauso wie in angesehenen Tageszeitungen.
„Alle Hunde sind völlig unberechenbare Bestien!", wird geschrien.
„Stirbt ein Mensch an den Folgen eines Hundebisses, muss der Killerhund sofort exekutiert werden!", heißt es.

Das Thema ist heiß, da muss man drüber berichten, auch wenn man keine Ahnung hat, oder wenn man eine dahergelaufene Hundetrainerin aus dem Niemandsland ist, denn das bringt Quote und Werbung. Vor allem aber muss auch der Nicht-Hundehalter dazu unentwegt kommentieren. Da wäre zum Bespiel der Mann, der sofort wusste, dass der „Killer" aus Hannover ein „Kinderschänder und Mörder ist und sofort eliminiert gehört!". Ein Hund ist also ein Sexualverbrecher, der ein Kind vergewaltigt hat. Soso.

Und weiter geht's mit der scheinbar fehlenden Rangordnung, dem ebenfalls fehlenden Alpha-Menschen und natürlich mit der sicher unterlassenen Unterordnung. Sowas darf niemals fehlen im Text. Alles Dinge, die dazu geführt haben, dass Hunde zu gemeingefährlichen und völlig unberechenbaren Zombies wurden!

Auch nicht fehlen darf, dass man natürlich Rücksicht nehmen muss auf die Toten. Dass diese Hundehalter wahrscheinlich krank waren oder wenigstens eine schwere Kindheit hatten. Absehbar, dass spätestens vor Gericht die Diagnose „Psychisch krank" fällt, denn menschliche Amokläufer, bestialische Vergewaltiger und Kindermörder sind ja bekanntlich immer mutmaßlich psychisch krank, hatten wenigstens ein Kindheitstrauma oder sonst irgendein Wehwehchen, (wenn nicht gar zwei), das ihr Verhalten rechtfertigt. Irgendeinen Grund muss man schließlich finden für das abartige Verhalten vieler Menschen.

Wir wissen (zum Glück) alle miteinander nicht, was wirklich geschah, weshalb der Hund Chico zwei Menschen, die ihn jahrelang bösartig im Käfig gefangen hielten, plötzlich tötete. Wurde er wieder einmal angegriffen und musste um sein Leben bangen? Ich schließe das nicht aus. Ich kenne unzählige Fälle von Tiermisshandlungen, wo Hunde schwer verletzt, vergewaltigt oder verprügelt wurden und sich nie wehrten, bis es ihnen zu viel wurde.

Die, die den Hergang erzählen könnten, sind tot. Und der Hund konnte leider nicht reden, sonst hätte er sicher viel Übles berichtet, von Dauer-Maulkorb und Schlägen und dem Dahinsiechen in einem kleinen Metallkäfig, über sein einsames, trostloses Leben auf einem winzigen Balkon, Winter wie Sommer, und auch, dass er nie einen Tierarzt gesehen hat, nur irgendeine unqualifizierte Hundetrainerin, die schon damals wusste, dass der Hund *„böse"* sei und die endlich auch im Fernsehen darüber plappern durfte. Mich wundert, dass man nicht daran dachte, Herrn Wunder-Flüsterer persönlich einfliegen zu lassen. Der ist doch sonst auch immer der Held in solch „üblen Fällen", um diverse Red-Zone-Killer und andere tierische Monstergeschöpfe vor dem Einschläfern zu retten, oder?

Ein anderer Fall, wo ein kleines Kind durch einen Hund getötet wurde, wirft noch mehr Fragen auf. Traurig, sehr traurig für die Eltern. Aber warum zum Henker lässt man ein kleines Kind mit einem Hund allein? Haben Sie schon mal die Fernsehserie „Tierbabys" gesehen? Kaltes Grauen, was Kinder mit hilflosen Welpen und wehrlosen Junghunden so anstellen. Wie kann so etwas passieren, wo waren die Aufsichtspersonen des Kindes? Ich kann es nicht verstehen. Ich kann wirklich nicht nachvollziehen, wieso Eltern unentwegt ihre Aufsichtspflicht vernachlässigen. Neulich erst sah ich wie zwei kleine Kinder munter aus der Türe einer McDonald's Filiale quer über eine stark befahrene Fahrbahn und wieder retour rannten, niemandem fiel das weiter auf, am wenigsten den Eltern. Ich sehe

Elternteile auf ihr Handy starren, anstatt auf den Nachwuchs in der Kinderkutsche, den sie lustlos und rauchend vor sich herschieben. Es ist Frühling! Es ist Sommer! Es ist Herbst, es wird Winter. Keiner merkts. Eltern sehen geradewegs verzückt dabei zu, gerne auch noch das üble Szenario mitfilmend, wie ihre Sprösslinge den Haushund terrorisieren, ihn belagern, ihm den Knochen aus dem Maul nehmen, aus seinem Napf essen, in seinem Napf sitzen, ihn an den Ohren ziehen, ihn unentwegt am Halsband hinter sich herzerren, gegen die Wand werfen oder auf ihm reiten. Ach wie zuckersüß, die Kleinen, sagen die Eltern dann und lächeln. Das arme Vieh erträgt das Elend jahrelang geduldig. Erwachsene teilen Fotos dieser Szenen anschließend auf Facebook, da regnet es dann Herzchen oder winkende Rehe, die ebenfalls Herzchen in die Luft werfen. Zuckerschock! Allerliebst! Owwwwwwhhhhhh!

Nur wenig verwunderlich, dass es dem Hund irgendwann mal reicht. Nicht jeder lässt täglich Schmerzen und Übergriffe stoisch über sich ergehen. Und dann hat er eben zugebissen, der böse Hund! Dann muss er sofort weg, nachdem er vorher fast totgeprügelt wurde. Bestenfalls ab ins Heim, schlimmstenfalls ertränkt oder ausgesetzt. Wieder so ein Fall für die Presse, wieder so ein blutrünstiges, aggressives und total unerziehbares Killer-Monster aus der roten Schublade. Einer der Herren Hundeflüsterer könnte da doch sicher helfen!

Ich sehe Hundehalter, die ihre Hunde achtlos ohne Leine rennen lassen, meist quer über befahrene Straßen, kommt ein Auto und hupt, bekommt der Fahrer den Stinkefinger gezeigt. Gerne rennen diese Hunde auch leinenlos und unkontrolliert auf Kleinkinder oder Kinderwägen zu.

"Unserer macht eh nix!"

Auch Hundehalter verletzen gerne ihre Aufsichtspflicht. Alles schon mehrmals erlebt. Uneinsichtige rücksichtslose Menschen, haufenweise, überall. Alle überfordert, gestresst und psychisch irgendwie angeschlagen. Kind, Hund, Arbeit und was weiß ich noch für Ausreden; der Zigarettenkonsum steigt, der Alkoholkonsum steigt auch, ziemlich viele Damen und Herren schrammen neuerdings gerne in den oberen Promillegrenzbereichen mit dem bissigen Leinen-Luder an einem vorbei und Psychiater gleich wie Anwälte sind ausgelastet wie noch nie zuvor. Haarsträubend dumme Vergleiche wohin man schaut: Schreibt man von misshandelten Hunden, kommen sicher die Vergleiche mit den armen Flüchtlingen. Schreibt man über gequälte Schweine, kommt der Vergleich mit Kühen. Aber die Affen! Aber die Nashörner! Aber die Todesstrafe, die Prostituierten, Kim und Donald, aber Atomreaktoren, Öko-Strom, der Klimawandel, Gluten, Arsen und dunkelbraune Fritten und sicherlich auch die allgegenwärtige Gretel!

Berichtet man über das grausige Dog-Meat-Festival in China, wo abertausende Hunde tonnenweise bestialisch

abgeschlachtet und gefressen werden, kommt
garantiert mindestens ein Rudel Veganer daher und
schreit: Aber die Ferkelkastration! Aber der Echtpelz in
Österreich! Und die nicht artgerecht gefärbten
Wollsocken aus Indien! Geht es um Stierkämpfe,
kommen die Singvögel ins Spiel, dann die Pestizide dazu
und vielleicht auch noch die Lederschuhe dazwischen.
Geht es um Kauknochen, kommen die Barfer mit dem
Wolf; geht es um Kinder, kommen die Hundeleute mit
dem Welpenschutz, handelt ein Artikel von krummen
Gurken, kreischt man über die vernachlässigten ovalen
Tomaten und giftigen Weizen, der ohnehin längst durch
toxischen Zucker von Platz eins der Todbringer
verdrängt wurde. Redet man von Trockenfutter, bricht
sicher sofort eine Anti-Impfdebatte los, geht's um
Obdachlose, kommen wieder die Flüchtlingskinder ins
Spiel. Sie lesen über die Kastration von Katzen? Aber das
Aussterben der Singvögel durch die Katzen! Aber die
Würmer, die Flöhe, der Rotlauf, die Walnüsse, die
Hexen, die gepflückten verstorbenen Kräuter und die
Allergie! Kraut und Rüben, Fisch und Fleisch!

Bitte! Mal die Kirche im Dorf lassen, ginge das?

Man kann doch ein Tier nicht zum Verbrecher
abstempeln, nur weil es einen Menschen gebissen hat.
Ein Hund ist ein Hund, ein Mensch ein Mensch. Ein
Hund kann nicht reden und sagen: „Du tust mir weh!".
Er kann nicht zum Schlüssel greifen und einfach gehen,
wenn er den Peiniger nicht mehr aushält. Er kann nicht
zur Waffe greifen und einen Mord planen. Ein Tier kann

niemals ein Verbrecher sein, nur der Mensch handelt vorsätzlich.

Man kann doch nicht sagen „Tötet das Vieh, weg mit der Bestie!", aber gleichzeitig Massenmördern und Kinderschändern, die nachweislich nie wieder normal werden, eine lebenslängliche Therapie schenken, nur weil sie einer so edlen und erhabenen Spezies angehören! Bei denen geht das schon? Gnade für alle bösen Menschen, weil die etwas Besseres sind?

Sind sie? Ich denke nicht. Ich mag Menschen nicht. Deshalb wurde ich Tierarzt. Nur Menschen sind echte Bestien. Sie machen Tiere aggressiv und krank durch ihre menschliche Brutalität, ihre penetrante allgegenwärtige Dummheit und ihre gnadenlose Ignoranz, ihre ewigen Vergleiche und ihr unentwegtes Pochen auf dieses selbstgestrickte Menschenrecht.

Menschen dürfen alles. Weil sie als Menschen geboren wurden, aus keinem anderen Grund.

Hunde haben zu parieren und zu funktionieren, sonst gehören sie eben weg, so lautet die Devise. Gegebenenfalls auch in den Hundehimmel durch Menschenhand. Und die doofen Tierschützer, die da so ein Getue machen wegen einem Mörderhund, die sollten doch lieber an irgendwas anderes denken, an die Weinernte vielleicht, die heuer schlecht ausfallen wird wegen der langen Kälte, oder an den Dieselskandal, an Germanys next Topmodel, Backen ohne Zucker, fettfreie

Kuhmilch und Bio-Weizenmehl oder an den Chirurgen, bei dem Donatella Versace ihr Gesicht vergessen hat.

Gute Nacht, Chico. Die Welt ist böse, nicht Du. Ich hoffe, sie sind wenigstens nett zu Dir gewesen die paar Tage, bevor Du „zeitnah eingeschläfert" wurdest.

Viele Menschen haben an Dich gedacht. Ich auch. Und Dir hier ein Denkmal gesetzt, von dem Du leider nichts hast.

Und dann denkt man, es ist endlich mal Ruhe in der Hunde-Szene eingekehrt. Und liest diese Schlagzeile: „Neulich wurde ein Hund aus dem vierten Stock geworfen.". Der Besitzer war, wie könnte es anders sein, psychisch labil. Der Golden Retriever verstarb an der Unfallstelle, nachdem Tierärzte vergeblich versuchten, sein Leben zu retten. Es geschah bei mir ums Eck. In Wien, Hietzing. Wieder ein mutmaßlicher Einzelfall?

Was ist mit den Wildschweinbabys, die 2014 im Wiener Lainzer Tiergarten von Jugendlichen aus Langeweile zu Tode gequält wurden? Die Täter verspürten dabei Glücksgefühle. Normal? Psychisch labil?

Der Anführer beschloss: „Gemma Schweine umbringen!". Die Frischlinge wurden mit Brot angelockt, gesteinigt, mit Stöcken geschlagen und mit einem Strick stranguliert. Als das erste Wildschwein die Tortur nicht überlebte, „wollte jeder noch ein Schwein umbringen". Insgesamt verendeten zwei Frischlinge und wurden „eingegrabt", sagte der Elfjährige (!) vor Gericht.

Die Moral von der Geschicht' ist nicht "Du darfst nicht töten". Sondern "Du darfst nicht töten, wenn es nicht Dein Eigentum ist". Die Frischlinge gehörten in dem Fall der Stadt Wien. Diese war nun die geschädigte Partei. "Die Stadt Wien ist hier das Opfer", verkündete die Richterin. Nicht etwa die Schweine.

Und wie schaut es eigentlich aus, wenn man Flusspferde im Zoo mit dem Eispickel tötet? Normal?

Was war mit dem in Gefangenschaft lebenden Nashorn, dem das Horn mit der Kettensäge abgetrennt wurde?

Wie stand es um die beiden Hundebesitzer in England, die ihrem sechzehnjährigen Hund einen Nagel durch den Kopf jagten und ihn dann lebendig begruben, weil sie sich das Geld für eine Euthanasie sparen wollten?

Und die Igel, die als Fußbälle benutzt wurden?

Sind Wildvögel vor psychisch instabilen Menschen, die sie vergiften, noch sicher?

Sind wir wirklich umzingelt von Psychopathen? Warum machen Menschen das? Die Motive sind vielschichtig. Allen gemeinsam ist aber immer eine eindeutige Zuordnung in eine gängige Schublade: alle sind immer mutmaßlich psychisch labil.

Sie sind empört? Zu Recht. Hier wurde Tieren Leid angetan und unter dem Deckmantel der psychischen Labilität eine verlogene Erklärung für die Gräueltaten der Bestie Mensch gesucht. Und offensichtlich gefunden.

Aber ist das wirklich die Antwort? Der Artikel von focus.de bringt es auf den Punkt:

„Die meisten Tierquäler handeln jedoch aus einem anderen Motiv. Sie versuchen, mit ihren Taten die eigene Frustration abzubauen. Ihr Ventil ist ein wehrloses Tier. Diese Frustabbauer sind nicht an sadistischem Quälen interessiert, sondern an rascher Aggression. Beispielsweise treten sie den Hund. Fühlen sie dann, dass ihre Anspannung nachlässt, kann das Hundetreten in stressigen Situationen für sie zur Gewohnheit werden. „Menschen gehen ganz verschieden mit Frustration um", erklärt Friedrich. Fehlen moralisches Empfinden und eine sichere Kontrolle der Impulse, vergreifen sich manche an Tieren.".

Und jetzt stelle ich Ihnen eine Frage. Wo genau ist der Unterschied zwischen obigen Tierquälereien und dem, was in Flüster-Shows abgeht?

Wo geldgierige Niemande sich immer wieder neu erfinden? Wo Hunde auf offener Bühne gequält, drangsaliert und stranguliert werden? Und Menschen dazu begeistert applaudieren? Darüber lachen?

"Es werden Elektroschockhalsbänder verwendet, die Tiere werden am Halsband gewürgt, bis ihnen die Luft wegbleibt, sie werden getreten. Erwachsene Hunde werden am Nacken gepackt und in die Luft gezerrt,

Beschwichtigungssignale werden missachtet. Cesar Millans Methoden beruhen auf Strafe, Dominanz, Unterwerfung, Druck und Drohgebärden", kritisiert Pluda, "Dies bringt Hunden lediglich bei, dass der Mensch unberechenbar und potenziell gefährlich ist. Die Mensch-Tier-Beziehung wird dadurch enorm geschädigt.". Nicht nur das: Laut "Vier Pfoten" verstoßen die Methoden klar gegen das österreichische Tierschutzgesetz: **Dem zufolge ist es verboten, einem Tier ungerechtfertigt Schmerzen, Leiden oder Schäden zuzufügen oder es in schwere Angst zu versetzen**.

Die gleichen Menschen, die sich ein paar Zeilen weiter oben furchtbar über die Tierquäler aufregten, jubelten wenig später ihrem Guru zu, der auf der Bühne frohlockend Hunde strangulierte. Es sind die, die Caballero Sombrero wieder und immer wieder als Retter der Hunde hinstellen. Die alle Beweise, sogar Gerichtsgutachten und laufende Verfahren anzweifeln, die immer wieder "Das glaube ich nicht" faseln und alle Warnungen von Experten und Fachleuten mit einem launigen Lächeln abtun.

Normal? Oder auch psychisch labil? Eher nicht. Die fallen in die Kategorie der hochgradig aggressiven Menschen und sind mindestens genauso gefährlich wie die ewig mutmaßlich psychisch labilen Typen. Denn es ist nur ein sehr kleiner Schritt bis diese Menschen Gewalt gegen andere Menschen, statt gegen Tiere anwenden.

Leben wir wirklich in einem Zeitalter der kompletten Narrenfreiheit?

Was die Alpha-Geschichte betrifft, kann ich diese Frage guten Gewissens mit Ja beantworten.

Einer, der es zum Glück besser hatte, obwohl er einige Jahre durch die menschliche Hölle gehen musste, ist Samojede Fes.

Seine Geschichte, die gut ausging (denn was passiert wäre, wenn Fes bei einem Alpha-Fan statt bei Karin Büchel gelandet wäre, will ich mir gar nicht vorstellen!), lesen Sie nun hier.

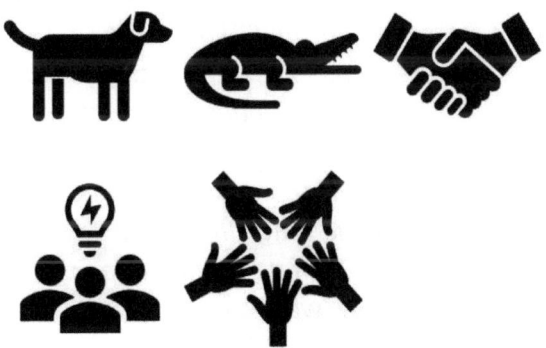

Fes, ein Samojede in Not

Mein Name ist Fes, ich wurde am 04.08.2007 irgendwo in Spanien geboren. Über die ersten dreieinhalb Jahre meines Lebens möchte ich hier eigentlich nichts weiter sagen, aber ich glaube, dass mich manchmal Ereignisse „daran erinnern" und es mir dann nicht sehr gut geht, weil ich nicht gerade auf der Sonnenseite des Lebens stand. Aber dazu später mehr. Am 20.09.2010 war mein Glückstag. Eine liebe Tierschützerin in Spanien, Raquel, ist auf mich aufmerksam geworden, sah dass ich keinerlei Auslastung hatte, und dass meine Besitzerin viel zu wenig Zeit hatte um mir gerecht zu werden. Sie hat sich dann an Samojede in Not e.V. gewendet, und die haben sofort ihre Hilfe zugesagt. Raquel hat wohl ein sehr schönes Foto von mir geschickt, denn noch bevor mein Profil auf der Homepage von SiN gelandet ist, hat mein Bild das Herz von jemandem so berührt, dass ich quasi schon vermittelt war. Meine neue Mama ist auch für SiN tätig, sie hilft Hunden wie mir ein gutes neues Zuhause zu finden, und sie hat sofort gespürt, dass ich zu ihr wollte. Also nahmen die Dinge ihren Lauf und ich machte mich am 28.10.2010 auf die lange Reise von Spanien in die Schweiz. Wow, war das aufregend! In der Nähe von Freiburg im Breisgau verließ ich meine neuen Hundekumpels, die alle wie ich in ein neues Leben reisten und wurde von meiner neuen Chefin in Empfang genommen. Sie hatte zum Glück mit mir spanisch gesprochen, da kam ich mir nicht so fremd vor. Da war

auch noch mein neuer Chef und ein anderer Sammy.
Sollte das meine neue Familie werden? Nicht schlecht,
obwohl mich der Sammy schon angegrummelt hat, aber
ich hoffte einfach, dass das noch wird. Also los ab in die
Schweiz. Ich war aufgedreht wie ein Duracell-Häschen,
aber ich hatte ja von Spanien her schon ausschlafen
können. Ich war einfach nur lieb, anhänglich und schon
so auf meine Mama fixiert, dass ich schon am dritten
Tag von der Leine durfte. Wow, wie schön kann ein
Hundeleben sein! Ich konnte mich endlich mal
auspowern, mit meinem Bruder Tajmyr und mit seiner
Hundefreundin Inka über die Wiesen wetzen, Kapriolen
schlagen und einfach mal richtig Hund sein. Leider holte
mich meine Vergangenheit immer mal wieder ein, und
ich hatte meine Chefin mehr als nur einmal angegriffen.
Ich meinte es ja nicht so, aber woher sollte ich wissen,
dass sie mich nicht auch verprügelt?

Einmal war ich unter das Gästebett gekrochen, da war
eine Decke, die mich interessierte. Da hat mich Mama
angesprochen, ich solle hervorkommen. Als ich nicht
gehört hatte, hat sie mich sanft am Bauch gehalten und
wollte mich unter dem Bett hervorziehen. Da bin ich
wohl völlig ausgetickt. Sie hat gesagt, ich hätte mich wie
ein wildes Tier in der Falle benommen, ich habe meine
Zähne gefletscht, wie wild geknurrt und wäre bereit
gewesen, um mein Leben zu kämpfen. Sie war sehr
erschüttert und traurig, und sie hat zum Glück richtig
reagiert. Sie hat sich zurückgezogen, ganz leise und
sanft mit mir gesprochen, und sie hat mir das Gefühl
vermittelt, dass ich nicht geschlagen werde. Da bin ich

wieder „zu mir" gekommen, bin sofort zu ihr hin gekrochen und hab mich an sie geschmiegt. Woher sollte ich wissen, dass sie mich nicht unter dem Bett hervorreißt und mich dann schlägt?

Oder ein anderes Mal mochte ich am Morgen nicht warten bis meine Mama fertig angezogen war, also bin ich schon nach unten gegangen. Da ich sehr neugierig bin, musste ich natürlich die Dekoration auf dem Sideboard anschauen, und beim Hinuntergehen habe ich eine Kette heruntergerissen. Als Mama runtergekommen ist und das gesehen hat, hat sie die Kette hochgehoben, sich zu mir umgedreht und mich mit freundlicher Stimme gefragt, was ich denn da wieder angestellt hätte. Nur habe ich die freundliche Ansprache gar nicht mehr wahrgenommen. Ich hatte so Angst! Ich habe nur diese Kette in ihrer Faust gesehen. Ich habe mich sofort auf die Seite geschmissen, in die Ecke gedrückt, meine Ohren angelegt, den Schwanz zwischen die Beine geklemmt und auf die Prügel gewartet. Doch hier war es anders. Meine Mama hat geweint, nicht ich. Sie war wohl so erschüttert was mir angetan wurde, dass ihr dicke Tränen übers Gesicht gelaufen sind. Sie hat sofort die Kette beiseitegelegt und mich ganz sanft und lieb angesprochen. Da habe ich mich in ihre Arme gekuschelt und wir haben uns gegenseitig getröstet. Ich glaube, das sind einfach so Situationen die mich an mein früheres Leben erinnern. Aber eigentlich will ich mich gar nicht mehr daran erinnern. Mir geht es echt gut hier. Ich habe alles, was ich mir schon immer gewünscht habe, bekomme die Aufmerksamkeit die ein Hund wie ich braucht, darf immer, wenn ich Lust habe mit meiner Mama kuscheln (und das ist sehr, sehr oft), und manchmal lege ich mich sogar einfach auf sie drauf, damit ich sicher bin, dass sie nicht einfach weg geht. Ich habe es auch ziemlich gut mit meinem Bruder, na ja, manchmal muss er einfach den Boss heraushängen lassen, aber das kann ich verschmerzen, er ist ja auch der Chef.

Ich bin nun etwas mehr als ein Jahr hier, und manchmal flippe ich noch aus (z.B., wenn sie mich mit einem Tuch putzen will, oder beim Kämmen), das heißt ich zeige dann meine Zähne, knurre und greife auch manchmal an, aber nie so, dass ich meine Mama verletze, denn sie hat es gut im Griff, mich schnell wieder herunter zu holen, aber auch diese Ausfälle kommen immer seltener vor. Ich bin einfach ein energiegeladener Hund und Mama sagt, dass ich wohl die ersten dreieinhalb Jahre meines Lebens nicht wirklich gelebt habe, dass ich jetzt einfach alles nachholen muss und ich mich daher wie ein Junghund von einem Jahr benehme.

Endlich weiß ich, was es heißt, ein gutes Hundeleben zu führen. Euer Fes.

Karin Büchel

2.Vorsitzende bei Samojede in Not

www.samojede-in-not.ch

Großstadthunde im tierfreundlichen Wien

Laut einer aktuellen Umfrage finden 76 Prozent der Wienerinnen und Wiener, dass in Wien "genug" für den Tierschutz getan wird.

Mich haben sie keinesfalls gefragt, auch meinen Kollegen nicht, der mir neulich ein Foto zukommen ließ, auf dem zwei Weimaraner, direkt neben der Fahrbahn an einem übervollen Mülleimer befestigt, auf die Rückkehr ihres Halters warten. Er nahm das Foto in Wien-Meidling auf, in der Nähe eines Gemeindebaus. Er war schockiert, und der Herr Kollege gehört nicht zu der Sorte, die sehr leicht aus der Fassung zu bringen ist. Seit er neulich selbst auf den Hund gekommen ist, sieht er manche Dinge aber anders. Wer einen Hund hat, der muss mit dem Vierbeiner zwangsweise raus auf die Straße. Was in Wien nicht besonders lustig ist, außer Sie wohnen in einer Villa irgendwo am Stadtrand zwischen Grinzing und dem Kobenzl.

Andernfalls springt Ihnen (und Ihrem Hund) das geballte Elend vieler Wiener Stadthunde ins Gesicht. Es fällt vor allem die Ignoranz, Rücksichtslosigkeit und Aggression mancher Hundehalter sehr unschön auf.

Hunde werden in öffentlichen Verkehrsmitteln mitgeschleppt, gerne zur Stauzeit, hilflos mit Maulkorb oder Maulschlaufe versehen und im Gedränge rennender stoßender rücksichtsloser Menschenfüße am Halsband hinterher gezogen. Sie werden in U-Bahn-Schächte geworfen, in Aufzugtüren eingeklemmt, ihre Zehen werden in Rolltreppen abgeschnitten, sie kommen unter Autos.

Warum?

Weil Wien bei weitem nicht so tierfreundlich ist, wie gerne erzählt wird.

Weil Hundemenschen in Wien entweder keine Ahnung haben, wie sie mit ihrem Tier umgehen sollten und weil es ihnen außerdem völlig egal ist, ob der Hund Todesangst, Stress oder Panik hat.
„Da muss er durch!"

Die Stadt bietet verdreckte Minihundezonen mit Zäunchen, die ein Zwerghündchen locker überspringen könnte. Die nachts zum Drogenumschlagplatz der Dealer werden. Wo Kondome, Nadeln und Spritzen oder gebrauchte Damenunterhosen herumliegen. Mein Hund hatte neulich erst ein blutiges OB im Maul, das er auf dem Gehweg aufgenommen hatte.

Aber es gibt eine saftige Geldstrafe, wenn man die Hundekacke nicht sofort in ein umweltschädliches Plastiksackerl eintütet. Für Menschenkot gilt die Sackerl-Pflicht allerdings nicht. Täglich kann man sehen wie reizende erwachsene Bürger Wiens auf der Straße zwischen Autos kacken, oder einfach auf die nächstbeste Wiese vor einem Geschäft. Andere pinkeln ungeniert eine Hausmauer an. Obwohl an jeder Stelle ein Lokal, ein öffentliches WC ist. Na und? Wen kümmert das! Tschick aus dem Fenster und Musik laut aufdrehen. Auch Lärmbelästigung ist ein Thema, kümmert aber genau niemanden. Aber wehe, wenn der Fifi mal bellt!

Inmitten dieses aggressiven Treibens finden Sie in Wien in der Sommerhitze der Stadt in Autos eingesperrte Hunde. Frauchen geht shoppen, stundenlang auf eine Party oder ins Freibad. Jedes Jahr finden wieder unzählige Hunde in versperrten Autos den Hitzetod.

Sie sehen hinter Fahrrädern herrennende Hunde, die zwar bereits aus dem letzten Loch pfeifen und an denen Autos ganz knapp vorbeirasen, Herrchen oder Frauchen tangiert das jedoch alles nicht. Es ist in Wien verboten, mit dem nebenherlaufenden Hund auf der Straße Fahrrad zu fahren. Den Wienern ist das egal. Sie treten auch weiterhin mit am Nasenhalti oder Würgeband befestigten Vierbeinern flott in die Pedale. Darauf angesprochen, bleiben sie entweder gar nicht erst stehen oder Sie hören ein neckisches „Geh scheißen!" inklusive Stinkefinger.

Auch lässt man Hunde bei diversen Einkaufszentren quer über Parkplätze rennen, ohne Rücksicht auf Autos, die gerade noch bremsen können. Hundehalter zeigen auch hier wieder elegant den Mittelfinger.

„Wir machen was wir wollen und wo wir es wollen, Oida!"

Täglich unangeleinte Hunde, die einem ins Auto springen. In Wien herrscht gesetzliche Leinenpflicht und die hat ihren Grund. Sie beschützt Tiere vor dem Überfahren werden. Sie verhindert Beißereien und schwere Verletzungen sowie Autounfälle mit Hund. Interessiert nur keinen.

„Meiner folgt eh! Der tut nix, der will ja nur spielen!"

Auf dem wunderbaren Bild des Kollegen war ganz wunderbar die aktuelle wunderbare Lage der typischen Wiener Hunde zu sehen. Sie entspricht der des vollen Mülleimers, an dem die zwei armen Hunde hingen. Die Lage ist trostlos. Jeder schaut weg. Niemand ist zuständig. Da hingen sie, bei 29 Grad Celsius an einem Frühsommernachmittag in der heißen Stadt.

Der eine am Nasenhalti befestigt, der andere am Beißkorb, mitten im menschlichen Dreck. Aber man muss zwei davon haben, und es müssen auch immer Rassehunde sein, die man dann entweder aus dem Fenster wirft oder irgendwo an der Autobahnstation aussetzt, wenn man von ihnen die Schnauze voll hat. Das ist Wien. Das ist kein Einzelfall. Wien ist weit entfernt von Lebensqualität, weder für Menschen und schon gar nicht für Hunde.

Da war doch was, am Jahreswechsel 2017/2018. Rund um das Wiener Tierschutzhaus in Vösendorf wurde geballert was das Zeug hält, offensichtlich um dem Leibhaftigen den Garaus zu machen. Dass dabei ein Feuerwerkskörper in einen Tierheimzwinger fiel, in dem ein ohnehin traumatisierter Angsthund saß und um sein Leben fürchtete, spielte keine Rolle. Genau wie es auch keine Rolle spielte, dass der schießwütige Mob stundenlang direkt vor dem Areal des Wiener Tierschutzhauses in Vösendorf ein Feuerwerk der Extraklasse abfeuerte. Im Niemandsland, da sich weder die Wiener Polizei noch die Niederösterreichische Exekutive zuständig fühlte. Reden half nichts. Wer hört heutzutage schon auf höfliche Bitten um Nachsehen mit den Tieren? Niemandsland. Niemand.

Wien ist anders! Die, die dort unschuldig hinter Gittern saßen, hatten den sprichwörtlichen Scherm auf. Die Tierschutzleitung war offensichtlich nicht in der Lage die Misere zu beenden. Die Tiere, im Tier-Gefängnis stundenlang der Lärmhölle ausgesetzt und ohnehin schwer traumatisiert, mussten da durch.

Keiner half. Wo Wien doch so tierfreundlich ist!

Das erklärt wohl auch die vielen, jährlich nach den Weihnachtsfeiertagen ausgesetzten oder im Heim abgegebenen Tiere, die irgendwie allerspätestens um die Semesterferien herum ziemlich lästig werden. Und die entlaufenen, meist tot oder verletzt aufgefundenen Hunde, die aus Angst vor der Knallerei im Schreck wegliefen. Obwohl man sich die Finger wund schrieb. Tiere doppelt sichern! Tiere nicht im Garten lassen! Tiere nicht ohne Leine laufen lassen!

"Meinem macht das nichts!", "Meiner hat sowieso keine Angst!"

Wir alle kennen das. So viele tierliebende Menschen in dieser kleinen Stadt, die unentwegt diese verbale Diarrhoe absetzen. Um dann verzweifelt zu weinen, weil das Tier, welches sowas garantiert niemals macht, doch entlief. Unverständlich eigentlich, wo doch Wien so eine Stadt der Tierfreunde und Hundeexperten ist. Anders ist es auch gar nicht möglich, weil doch spätestens ab Weihnachten auf vielen Sendern die Endlosschleife der Flüster-Serien hervorgeholt und ausgestrahlt wird. Sie wissen schon, diese Serie mit dem, dessen Namen der Autor hier nicht nennen darf, einem von denen, der die Aggro-Hündchen vor dem sicheren Tod bewahrt, allein durch pure Güte. Das ist vorgelebter Tierschutz für alle! Allerorts werden nun dank diesem wunderbaren Fernsehprogramm (läuft sonntags auch den ganzen Tag!) die neuerworbenen Welpen aus dem Ostblock und dem Internet oder die ohnehin zerrütteten aus dem Tierschutz a la El Jefe ans echte, harte Leben mittels Alpha-Wurf und Würgeschlinge, gerne mit Fußtritten und Zischlauten garniert, herangeführt und so richtig untergeordnet.

Schwenkte das Auge kurz in die Zukunft und übersah dabei elegant die Qual der Fiaker-Pferde, die bei Hitze oder Glatteis täglich im Fließverkehr um ihr Leben laufen müssen, (wegen einer mittelalterlich anmutenden Touristenattraktion oder auch, weil es die C-Prominenz total chic findet, VIP-Gäste darin anrauschen zu lassen, aber das ist eine andere Geschichte), blickte es auf den Geniestreich einer wankelmütigen Nicht-für-immer-Regierung. Man

175

wünschte sich in Wiens Gassen unlängst erst berittene Polizei. Dort, wo man nicht mal mehr als Fußgänger sicher ist, sollte die Exekutive, die weder im Umgang mit den Tieren noch im Sattel geschult ist, das Glück auf dem Rücken der Pferde kennenlernen und ängstliche Bürger schützen. Wo die Stallungen stehen sollten, stand noch in den Sternen. Wo die Herren und Damen der Polizei in Windeseile Sattelfestigkeit erwerben könnten ebenso. Ich sah sie schon vor mir her reiten, die Uniformierten hoch zu Ross. In Eile? Verschlafen? Kein Thema! Am Pannenstreifen der Südost-Tangente wären sie genauso dahingaloppiert, wie sie auch mittags flott bei McDonald's durch den Drive-In getrabt wären, zwecks Kaffeejause in der Mittagspause.

Zuletzt hätte sich auch die Wirtschaft über den vierbeinigen Neuzugang gefreut, da die Produktion der Windelhosen für Kutschen-Equiden, um die Sparte Polizei-Equiden bereichert, das Wirtschaftswachstum gewaltig angekurbelt hätte. (Das stieg ja gewiss auch durch die Plastikvermüllung durch das gemeinhin bekannte "Sackerl für's Gackerl" der Wiener Hunde an, da diese Kot-Plastiktüten, unverrottbar und gut gefüllt am Straßenrand drapiert, von irgendwem irgendwie entsorgt werden müssen.) Nicht zu vergessen die Schulungskräfte für das Anlegen und Wechseln der behördlichen Pferdewindeln und Plastikhufeisen!

In Zukunft werden sich die Hunde zu Silvester garantiert nicht mehr fürchten müssen in unserer schönen, tierfreundlichen Stadt.

Denn Pferde kommen auch im Niemandsland zurecht. Was aber gar nicht nötig ist. Denn "Es gibt kein polizeiliches Niemandsland", betonte Pressesprecher Johann Baumschlager. Baumschlager zufolge „konnten die Polizeibeamten aus Vösendorf, die am Nachmittag zum WTV fuhren, dort keine Überschreitungen nach dem Pyrotechnikgesetz feststellen.". Nachdem sich aber Herr Strache 2019 mit einem überaus peinlichen Video in die Nesseln setzte, wurde das mit den gewünschten Polizeirössern vertagt und möglicherweise nach Ibiza „gekickelt".

Was mit den Gäulen, die bereits gekauft und trainiert wurden geschieht, ist zum Zeitpunkt der Erscheinung dieser Zeilen ungewiss.

Falls Sie demnächst in Ebay über ein paar uniformierte Pferde stolpern, die in gute Hände abzugeben sind, wissen Sie, woher die kommen. Aus dem lieben, tierfreundlichen Wien. Kaufen Sie die Hottahüs besser nicht.

Lesen Sie lieber die Geschichte von Susan Sturm über Lena, Bambi und Negro, denen es besser ging.

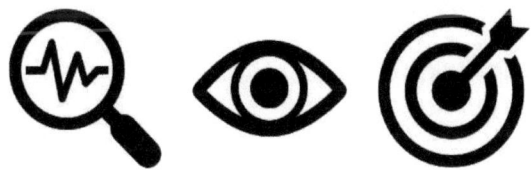

Mitgefühl unter Tieren

Lena, ein Schäferhund-Husky-Mischling, schwierig, wahrscheinlich hochsensibel, wurde am spanischen Tierheim angebunden gefunden, bevor sie bei uns landete. Die Hündin war die ersten zwei Jahre unproblematisch, so lange unsere tiefenentspannte Althündin noch lebte. Dann wurde sie schwierig, besonders als Negro, ein Dackel-Terrier, als sieben Wochen alter Welpe zu uns kam. Sie verteidigte ihn, strahlte aber Unsicherheit aus.

Meine Tochter zog aus, nahm Lena mit und ein Jahr später bekam ich einen mittlerweile bissigen, aggressiven Hund zurück! Bissig gegenüber Menschen und Hunden. Nach dem Buch „Ist Ihr Hund hochsensibel?" weiß ich nun, dass ein hochsensibler Hund nicht in jede Bar und in jeden Biergarten mit muss, auch nicht in Zoos oder im Nachtexpress mitkommen muss. Auch nicht Tretboot fahren und Couchsurfing mitmachen muss. Zu meinem Negro hatte ich aber mittlerweile einen Galgo Espanyol-Mischling, Bambalina, aus Mitleid, damals fünf Jahre alt und im Tierheim geboren, zu uns nach Hause geholt. Zuerst habe ich gedacht, ich schaffe es nicht.

Die scheue Galga, der bissige Husky-Mischling und der kleine Haudegen! Trio infernale.

Geholfen hat mir mein Wille, mein eiserner Wille, auf Gedeih und Verderb, denn wir sind eine Familie. Es gibt nur Plan A, keinen Plan B, keine Hintertür.

Und es geht mittlerweile nicht gut, sondern sehr gut! Lena ist mittlerweile neun, Bambi acht und Negro vier Jahre alt.

Jetzt aber zu der Sache, die ich eigentlich schreiben möchte. Und zwar über Empathie der Tiere untereinander.

Die ist unglaublich.

Lena ist mit Abstand die Intelligenteste, wenn sie mal außer der Reihe raus muss oder Durchfall hat, geht sie einfach hin, öffnet die Wohnungstüre, bleibt ruhig stehen und sieht mich an. Da wir in der dritten Etage wohnen und der Hund es ja bis draußen schaffen muss, springe ich dann sofort auf und gehe mit ihr runter. Bambi kann das nicht, die fünf Jahre im Tierheim haben doch zu Defiziten geführt, die sie in dem Maße nicht mehr aufholen kann. Sie meldet sich nicht und so geht doch manchmal was auf den alten Wohnzimmerteppich. (Sie nimmt immer die gleiche Stelle.)

Vor ein paar Tagen war es wieder der Fall, Lena ging zur Wohnungstür, öffnet diese und sah mich ruhig an. Ich sprang auf und schnappe mir ihre Leine. Als wir hinaus gingen, raste Bambi an uns vorbei ins Treppenhaus. Also leinte ich auch sie an und nahm sie der Einfachheit halber mit. Wir wohnen direkt am Waldrand, dort leinte ich Lena ab, Bambi blieb an der Leine.

Was dann passierte, verblüffte mich völlig.

Lena musste nicht, überhaupt nicht. Aber Bambi hatte Durchfall! Es dauert einige Minuten, bis ich begriff: Lena hat für Bambi die Tür geöffnet! Sie hat ihre Interessen vertreten! Sie hat begriffen, dass diese raus muss und es nicht so zeigen kann. Da ist sie in die Bresche gesprungen und hat es mir klar und verständlich mitgeteilt.

Woher wusste sie, dass die andere muss? Und wie konnte sie völlig logisch überlegen, was zu tun ist?

Ein Tier, welches so empathisch ist, mit Gewalt erziehen zu wollen, ist ein Verbrechen. Die Basis für unser Zusammenleben sind Entspannung und Kommunikation.

Die anderen beiden sind liebe Hunde mit treuen, lieben Augen. Aber Lena hat Augen, die einem bis tief in die Seele blicken.

Dieser Hund ist anders, sie hat Seele!

Susan Sturm

OFFLINE

Die meisten Dinge sind kinderleicht, das Komplizierte liegt vielmehr an ihrer Vermittlung. So ist es auch in der Hundehaltung und Hundeerziehung- man kann einfache Dinge kompliziert und komplizierte Dinge sehr einfach machen. Schon mal beobachtet, wenn ein Hund mit einer ihn beklickernden Person spazieren geht? Dabei kann man gut sehen, wie sich das Gehirn des Tieres fast um die eigene Achse dreht. Es begreift nicht, warum es etwas machen oder lassen soll, es begreift nur, dass es für eine bestimmte Sache Klicker plus (wenn es Glück hat!) Leckerli oder Lob gibt. Man reduziert dadurch ein hochintelligentes Tier auf simple Konditionierung und bringt ihm damit gleichzeitig bei, unselbstständig zu verblöden! Man könnte ja auch mit dem Hund reden (das ist das Ding mit den Worten), um ihm begreiflich zu machen, was man gerne von ihm hätte. Zusätzlich kann man mit Gesten (ja, Hunde verstehen menschliche Zeigegesten!), ganz ohne lästige Geräuschkulisse zeigen, was man von ihm erwartet. Ohne kompliziertes Geklicker, welches ungefähr genauso nervtötend klingt wie das Geklacker von Nordic Walking-Stöcken ohne Gummikappe am Asphalt. Man kann Erziehung spielerisch oder starr gestalten, die letzte Konsequenz (wenn man ein schlechter Lehrer ist) ist Gewalt. Nebenbei erwähnt gibt es in der Hundeschule keine schlechten Schüler, es gibt nur schlechte Lehrer. Unter Gewalt verstehe ich gesundheitsschädigende

Einwirkungen und Zwangsmaßnahmen, also jegliches zerren oder reißen am Halsband. In einer österreichischen Doktorarbeit kann man über Nachteile und Auswirkungen von Halsbändern auf die Hundegesundheit nachlesen. Tierfreunde führen Hunde immer mit Brustgeschirr; nur Sklaven tragen Halsbänder als Zeichen der Unterwerfung. Der Zweibeiner am anderen Ende der Leine übt immer physische und psychische Macht aus, auch wenn ihm das oft gar nicht bewusst ist. Die absolute Machtlosigkeit verursacht enormen Stress, der im Ranking um die besten Plätze unter den Krankheitsverursachern an der Spitze liegt. In wissenschaftlichen Publikationen renommierter Gehirnforscher finden Sie oft das Beispiel eines bestimmten Tierversuchs, bei dem Ratte Nummer eins in Käfig Nummer eins mit Stromschlägen bestraft wurde, wenn sie ein bestimmtes Verhalten nicht ausführte. Ratte Nummer eins lernte, die Stromschläge zu vermeiden. Ratte Nummer zwei in Käfig Nummer zwei konnte hingegen machen, was immer sie wollte, die Stromschläge kamen und gingen, ganz egal, was sie tat. Es gab für Ratte Nummer zwei keinerlei Chance, die Sache mit dem Strom unter Kontrolle zu bekommen. Wenig verwunderlich, dass Ratte Nummer zwei, im Gegensatz zu Ratte Nummer eins, um ein Vielfaches mehr an hochgradigem Stress litt, der am Cortisolspiegel gemessen wurde. Was das für die Hundegesundheit bedeutet, ist auch ohne Versuchsreihe glasklar.

Ist eine Situation für den Hund nicht vorhersehbar, nicht absehbar und nicht mehr kontrollierbar, ist er einer ausweglosen Situation völlig ausgeliefert, erlebt das Tier ständig hochgradigen Stress. Ist ein Hund den völlig unkontrollierbaren Schlägen, den Leinenrucken, dem Herumgebrülle oder den aus heiterem Himmel kommenden Tritten ausgeliefert, nimmt nicht nur der Hundekörper Schaden, sondern vor allem die Psyche. Ein Hund ist kein Geländewagen. Er besteht aus Muskeln, Knochen und inneren Organen. Tritt nun ein beschuhter Männer- oder Frauenfuß den Hund aus dem Hinterhalt in den Bauch, das Becken, die Hüfte, den Oberschenkel oder die Rippen, werden klarerweise nicht nur blaue Flecken entstehen, sondern innere Organe wie Blase, Darm, Gebärmutter, Nieren und Leber geschädigt. Ein stumpfes Trauma ist nicht sichtbar, da Hunde bekanntlich Pelz tragen. Sie können dem Schmerzverursacher weder sagen, wie weh ihnen der Bauch tut, noch kann das irgendjemand sehen. Sehen kann man aber Blut in Harn und Kot, Appetitmangel, schlechte Blutwerte, Probleme beim Harnabsatz oder wenn das Tier vor Schmerzen hinkt. Trifft der Tritt die sensible Hüftgelenksregion eines Hundes, der ohnehin schon Probleme mit den Hüftgelenken hatte oder HD-positiv ist, ist das Dilemma komplett. Das Hüftgelenk ist beweglich und vor allem keine Starrachse eines Offroaders, es ist durchaus zerbrechlich. Geht es kaputt, wird es teuer und sehr schmerzhaft- falls der Schaden überhaupt jemals wieder zu reparieren ist.

Worst-Case-Szenario ist ein Hund aus dem Tierschutz, der im Laufe seines Lebens einen Knochenbruch erlitt, vielleicht durch einen Autounfall, einen Sturz oder durch Misshandlung. Welcher Hundehalter käme je auf die Idee, seinen adoptierten Schützling von Kopf bis Fuß zu röntgen? Keiner. Oft sind da schon viele alte, für den Halter unsichtbare Knochenbrüche in einem gebrauchten Hund, die sich ohnehin bei jedem Wetterwechsel oder bei starker Belastung sehr schmerzhaft bemerkbar machen. Landet so ein Tier in den Fängen eines Millanistas, kommt es vom Regen in die Traufe und wäre wohl besser im Tierheim geblieben. Falls Sie je einen alten, schlecht verheilten Bruch hatten, lassen Sie gerne mal einen Preisboxer draufdreschen, dann wissen Sie ungefähr, was ich meine.

Menschen sind zudem immer sehr viel stärker als Hunde. Hunde haben als einzige Waffe ihre Zähne. Tragen sie einen Beißkorb, sind sie uns völlig wehrlos ausgeliefert. Das Ausgeliefertsein betrifft ihren ganzen Körper, vor allem aber den Rücken, da der Mensch meistens von oben auf sie einwirkt. Trifft so eine beschuhte, kräftige Haxe einer brutalen Alpha-Lady auf ein vorgeschädigtes Hundeknöchelchen, geht es klarerweise kaputt. Vielleicht nicht gleich, aber irgendwann bestimmt. Knochen können absplittern, sie brechen nicht immer gleich auseinander.

Gelenkskapseln können anschwellen, auch das ist von außen nicht sichtbar. Praktisch alles ist möglich und alles im Namen des Alpha-Wolfes! Aber zurück zum psychischen Stress.

Zum Glück ist die Gehirnforschung schon so weit fortgeschritten, dass man im Hirnscanner Lernprozesse in Echtzeit sehen kann. Dabei werden Hirnströme gemessen, die die Aktivität der Nervenzellen darstellen. Egal, was wir denken oder tun, alle Aktivitäten sind in bestimmten Mustern im Gehirnscan sichtbar. Diese Forschungsergebnisse nutzen auch dem besseren Verständnis der Hunde, denn so konnte endlich nachgewiesen werden, dass Hunde unsere Worte verstehen können, ich wiederhole: unsere Worte! und nicht, wie viele immer noch gerne glauben, nur den Klang unserer Stimme. Hunde verstehen viele hundert Worte. Was Alpha-Menschen völlig egal ist. Gut sichtbar ist nun auch, dass das Gehirn unentwegt lernt, selbst wenn der Organismus schläft. Gerade wenn der Organismus schläft und das Unterbewusstsein beim Träumen die Ereignisse des vergangenen Tages verarbeitet, ist das Gehirn besonders produktiv. Wer abstreitet, dass Hunde träumen, muss blind sein. Welcher Hundehalter hat noch nie seinen Hund im Traum mit den Pfoten rennen sehen, im Traum bellen hören, ein Schwanzwedeln im Tiefschlaf des Fellfreundes bemerkt? Natürlich träumen Hunde genau wie wir Menschen. Daher ist es auch so wichtig, dass Hunde tagsüber viel Schlaf und Ruhepausen bekommen. Hunde schlafen oft bis zu zehn Stunden am Tag und länger. Wie sie das anstellen sollen, wenn man sie die ganze Zeit wach hält, ihre Nebennierenrinden unter Stress ständig Cortisol ausschütten müssen, sie die ganze Zeit durch hartes Training ermüdet und erschöpft werden, können Sie sich leicht selbst beantworten. Sie werden chronisch überreizt. Der fordernde Alpha-Mensch trainierte ihnen das natürliche Schlaf-, und Ruheverhalten ab. Dadurch altern gestresste Hunde nicht nur schneller, sie werden auch schneller krank und langsamer (oder gar nicht mehr) gesund. Ein durch chronischen Stress ständig erhöhter Cortisolspiegel verhindert die Arbeit des Immunsystems und erleichtert dadurch den Ausbruch von Infektionskrankheiten und psychosomatischen Störungen. Krankheiten wie Burn Out, Depressionen und Panikattacken entstehen. Beim Menschen kennt man den OFFLINE-Modus des Gehirns, den viele Zweibeiner bei unaufmerksamen Schulkindern gerne als nutzlose „Tagträumerei" bezeichnen. Dieser gar nicht nutzlose, sondern überaus wichtige Zustand der Ruhe kommt uns abhanden, das Tagträumen und Abschalten geht durch die wachsende Digitalisierung der Menschenwelt, durch Multitasking und ständige Erreichbarkeit verloren. Unablässig gefordert zu sein, ohne Problembewusstsein und ohne gefördert zu werden immer „durchzuhalten", endet bei Menschen und Tieren im Verlust des natürlichen Ein- und Durchschlafverhaltens. Menschen leiden an chronischer Schlaflosigkeit und Tiere können sich weder tagsüber noch nachts richtig entspannen. Beide haben verlernt, ihr Gehirn *OFFLINE* zu nehmen. In diesem Zustand geht jegliche Kreativität völlig verloren, Menschen beginnen in starren, vorgefertigten, bekannten Mustern zu denken oder sie überlassen das Denken völlig ihrem Meister und glauben ihm blind. Das Gehirn, Zentrum der Macht, Zentrale des eigenständigen Denkens, das, was unsere Persönlichkeit ausmacht, verlernt ohne Offline-Modus die Fähigkeit, neue Gedanken zu verknüpfen. Schlimmstenfalls kommen gar keine neuen Gedanken mehr dazu und das bedeutet nicht nur fehlende Kreativität, sondern auch völlige Lernunfähigkeit. (Und ist in etwa vergleichbar mit der Schreibblockade eines Autors.) Wie soll also ein Hund etwas erlernen, wenn er ständig gestresst ist und den Sinn der Handlung, die er ausführen soll, nicht versteht? Richtig, es wird nicht klappen. Er lernt den Schmerz zu vermeiden, er lernt den Lehrer zu fürchten, aber er wird sich nichts merken. Das Säugetiergehirn braucht zwei grundlegende Dinge um gut lernen zu können: Es braucht ein Bewusstsein für das Problem, welches es lösen soll, also einen Sinn, weshalb es etwas lernen soll. Und es braucht vor allem Vertrauen in den Lehrenden, denn sonst wird, wie schon erwähnt, nur gelernt, wie die Angst am besten zu vermeiden ist, anstatt etwas Neues länger abzuspeichern.

ANGST VOR DEM LEHRER IST DER HAUPTGRUND FÜR FEHLENDE ODER MANGELHAFTE LERNERFOLGE. HAT DER HUND ANGST VOR SEINEM MENSCHEN, KANN ER NICHTS LERNEN. GAR NICHTS! Um Dinge zu verstehen und sie auch länger im Gedächtnis zu speichern, muss man konzentriert sein. Ein gestresstes, angstbesetztes Gehirn kann sich nicht konzentrieren, ist abgelenkt und damit beschäftigt, alles zu tun, um die nächste Strafe tunlichst zu vermeiden. Das ist der Grund, warum die nach der Alpha-Methode „abgerichteten" Hunde oft tickende Zeitbomben sind. Eine Unachtsamkeit des Aggressors und der Hund wehrt sich. Man kann es ihm wirklich nicht verübeln. Es gibt in der Hunde- und in der Menschenschule einen einfachen Leitsatz für gute Schüler und erfolgversprechendes Lernen: *Freude, Liebe und Begeisterung garantieren guten Lernerfolg!*

Was können Hundehalter tun, um ihre Hunde zu fördern, die fluide Intelligenz anzuregen, Hunde wieder zum selbstständigen Denken zu bewegen und zu animieren? Es wäre so einfach: Weniger Angst, weniger Ablenkung und ausreichend Ruhe zwischen möglichst kurzen Lernphasen. Sie erinnern sich noch? Wenn man einst für eine Schularbeit lernte, sollte man am Vorabend der Prüfung nicht mehr büffeln. Nur so kann das Gehirn das Gelernte auch speichern. Schaut man nach dem Lernen einen Film an oder spielt ein Computerspiel, ist das Gelernte ganz schnell dahin. Umgesetzt auf Hunde gilt: Der Hund muss angstfrei lernen dürfen, braucht danach aber trotzdem eine Pause, um das Erlernte vom Kurzzeit- ins Langzeitgedächtnis zu verschieben. Legt man nach einer Sitz-Übung noch eine Runde Agility und einen zehn Kilometer Waldlauf ein, ist der Hund zwar ruhig, weil er völlig erschöpft ist, gelernt hat er dabei aber langfristig nichts.

Lesen Sie nun die Geschichte von Katharina Michels Onkel, der ebenfalls Alpha-Fan war.

Hunde müssen spuren!

Bei diesem Thema schießen mir direkt tausend Gedanken durch den Kopf. Mein Onkel väterlicherseits war eingetragener Züchter von Schäferhunden sowie begeisterter „Hundesportler", und wenn ich „Hundesportler" sage, meine ich diese veraltete Form der Hundequal, fürs kaputte Ego des Halters.

Er war grausam, der Hund musste spuren! Und er hatte damit viel Erfolg und jede Menge Pokale. Das zeigte mir, wie viele dumme Menschen es gibt.

Er hat zwar vor zwanzig Jahren mit der Zucht aufgehört, Hundesport betreibt er nach wie vor. Zu meinem "depperten" Goldie meinte er: „Wofür ist der gut? Das ist kein Hund.".

Ich habe eine eher nonverbale Kommunikation mit meinem Hund gehabt. Ruhig, oft nur über den Augenkontakt oder mit kleinen Gesten.

Er musste aber auch keine Kunststücke können, er sollte einfach Hund sein.

Und das war er absolut.

Katharina Michel

Menschliche Alpha-Gier in Iditarod

Wie sieht es eigentlich aus, wenn man Haustiere für sportliche Wettkämpfe einsetzt und sie mit Alpha-Gekreisch trainiert? Wer kümmert sich darum wie es den Schlittenhunden ergeht, die am härtesten Rennen der Welt teilnehmen müssen? Kaum jemand weiß Bescheid über Iditarod. Dort, in den unendlichen Weiten Alaskas, findet alljährlich Anfang März das brutalste Hunderennen der Welt statt. Für die Schlittenhunde bedeutet es, fast zwei Wochen lang quer durch Schneestürme und Eis zu hetzen, immer nur rennen, rennen, rennen, bis sie durch Verletzungen oder Erschöpfung tot umfallen. Es gibt zwar Regeln, aber die kann man genauso getrost in den Müll gleiten lassen wie die meisten Musher. Die Hunde werden als Sportwerkzeuge missbraucht; sind sie „kaputt", werden sie einfach entsorgt wie ein paar unbrauchbare Schi: ab in den Müll damit. Viele wunderschöne Hunde sterben dort einen völlig unnötigen, vermeidbaren, qualvollen Tod. In Alaska herrschen zudem andere Gesetze: 40 Ruhestunden für 14 Tage Hochleistung, die diese armen Tiere erbringen müssen, sind geradezu lächerlich für ein 1600-Kilometer-Rennen. Wobei die Pausen ohnehin nicht immer eingehalten werden. Man hält diese Hunde wie Dreck, den meisten Mushern sind ihre Tiere völlig egal. Die Nordischen werden angekettet, die Unterkünfte für die Tiere sind mehr als unzureichend, die Hunde schlafen ungeschützt in halben Plastikboxen, die, mit etwas Glück, einen Hauch Einstreu darin haben, oft rennen sie sich die Ballen wund, verletzen sich untereinander, werden von anderen Schlitten angefahren oder sterben einfach aus purer Erschöpfung. Ein Blick in die Welt des Hundesports ist ein Blick auf die menschliche Gier. Ein Lebewesen ist nichts wert, Hunde gibt es wie Sand am Meer. Was zählt, ist der Gewinn und vor allem das Geld. Parallelen zu Spanien und Italien fallen auf, wo es nicht besser aussieht, nur etwas wärmeres Wetter herrscht. Windhunderennen oder Jagdveranstaltungen sind in Spanien an der Tagesordnung, die Haltungsbedingungen furchtbar, die Hunde halb verhungert und geschlagen; am Ende der Jagdsaison werden die meisten Hunde durch Aufhängen auf Bäumen oder mittels Benzininjektionen entsorgt, wenn man sie nicht irgendwo in Kellerverliesen verhungern lässt, ihnen die Knochen bricht und sie dann zum Sterben im Wald angebunden zurücklässt. Auch das kühle Irland kann das: Irland schickt Hunde nach Südkorea, wo ein bekannter Autofabrikant und ein bekannter Mobiltelefonhersteller diese Hunde für Rennen verwendet, um sie nach Gebrauch als Delikatesse für den menschlichen Genuss auf diversen koreanischen Märkten zu verscherbeln.

England spielt ebenfalls mit in dieser Liga der außergewöhnlichen Hundequälereien. Windhunde, die bei Rennen in Great Britain nicht erfolgreich waren, werden zügig nach Spanien verkauft, wo sie noch einmal für einen Rennkampf in irgendeiner Arena verheizt werden- und man sie nachher genauso entsorgt wie den Rest. Man muss sich fragen: was ist los mit den Menschen, die sich so etwas ansehen? Was stimmt nicht mit den Menschen, die Tiere so behandeln? Wer macht da mit, wer findet das in Ordnung? Boykottieren Sie Hunderennen jeder Art, auch in Deutschland oder Österreich, egal wo! Kaufen Sie keine Geschenkgutscheine, in denen Sie Freunde, Bekannte oder Familie mit Hundeschlittenfahrten beglücken, denn Hunde sind keine Sportgeräte, die man einfach ausleiht und dann wieder zurückgibt! Selbst wenn die Nordischen gerne laufen, sind sie doch nicht unzerstörbar. Sie sind auch nicht unterzuordnen, sie haben ihren eigenen Kopf. Sie sind nicht unaufmerksam, sondern zu klug für die meisten Menschen. Tatsächlich gibt es keine unaufmerksamen Hunde, es sind immer Menschen, die nicht genügend aufmerksam gegenüber ihren Vierbeinern sind. Gleiches gilt auch für das mehr als mangelhafte Vertrauen, das Zweibeiner ihren Vierbeinern entgegenbringen- und nicht umgekehrt. Hunde vertrauen uns. Und wie danken wir es ihnen?

Beispielsweise mit einem Maulkorb. Eine der übelsten Erfindungen an Zwangsmaßnahmen für ein Tier mit Herzensgüte und Hirn.
Deutschland, Berlin, 2. Juli 1863. Eine Anordnung der Polizei ergeht an das Volk, nach der "jeder Hund, welcher auf öffentlicher Straße oder an Orten, wo das Publikum sich aufhält, verkehrt oder zu verkehren pflegt, mit einem regelrechten Maulkorb versehen sein muß". Trägt der Hund auf der Straße keinen Maulkorb,

wird er „im Interesse der allgemeinen Sicherheit" durch private Scharfrichtereigesellen eingefangen, denen man das Tier aber wieder wegnehmen konnte- wenn man denn rechtzeitig an Ort und Stelle war.

Österreich, 2019. Heute herrscht für alle Hunde Maulkorbpflicht an öffentlichen Plätzen und in öffentlichen Verkehrsmitteln, für Listenhunde gilt überall Maulkorb- und zusätzlich Leinenpflicht. Die Mentalität der Menschen zu ihren Hunden hat sich stark verändert. Tatsächlich zum Besseren?

Dazu werfen wir wieder einen Blick auf den faszinierendsten Sport der Hundewelt, den Schlittenhundesport. Auch die Vereinswelt rund um den Schlittenhundesport hat sich stark verändert. Nicht immer zum Guten. Mangelndes Vertrauen in seine eigenen Hunde da wie dort lässt stark daran zweifeln, ob wirklich die richtige Richtung eingeschlagen wurde. In Sachen Tierschutz und Sicherheit für Mensch und Tier haperts da auch gewaltig, wie Experten, die hier lieber nicht namentlich genannt werden möchte, berichten. Sie erzählen von Mushern, die mit den eigenen Hunden nicht klarkommen, auf alle Sicherheitsvorschriften pfeifen, es sich so einfach wie möglich machen, die Hunde überhitzen, in dem sie die Tiere aus falschem Ehrgeiz antreiben.

Sehr viele Hunde werden durch Angst dazu getrieben, immer weiterzurennen. Man schreckt in der Szene weder vor verbotenen Fahrten auf Asphalt, noch vor Kickpedalen und Beißkörben zurück. Nicht auszudenken was passiert, wenn ein Hund in vollem Lauf damit hängen bleibt. Auch die Insider bemängeln Dinge, die ich schon kritisiert habe: Mangelndes Vertrauen gegenüber den Tieren wird durch Zwangsmaßnahmen weggemacht, die ganz besonders im Schlittenhundesport nichts verloren haben. Beißkörbe zeugen im Hundesport, wie auch im Alltagsleben nur von einem: Von der totalen Hilflosigkeit des Menschen und seiner großen Angst, ein Lebewesen nicht so unter Kontrolle zu haben, wie man es in der heutigen Zeit gerne hätte.

Hunde werden behandelt wie gefährliche Monster, die nichts anderes im Sinn haben, als unentwegt aufeinander loszugehen um sich gegenseitig zu töten. Schwere Verletzungen sind aber gerade durch das Tragen von Beißkörben an der Tagesordnung. Welche aus tierärztlicher Sicht bei einem Hunderennen (und auch im Alltag!) strikt abzulehnen sind.

Erstens werden Hunde, die eine hohe sportliche Leistung erbringen müssen, durch einen Beißkorb stark behindert. Er stört massiv beim Rennen. Die Atmung und besonders das lebenswichtige Hecheln für die Wärmeregulation werden dadurch beeinträchtigt. Sogar der Laie weiß, dass Hunde das Maul weit aufreißen müssen, während sie hecheln. Dabei hängt die Zunge aus dem Maul heraus. Genau das ist mit Beißkorb nicht möglich und führt dadurch bestenfalls zu einer schlechteren Leistung, schlimmstenfalls zum Kreislaufkollaps oder Tod des Hundes.

Zweitens schützt ein Beißkorb nicht vor Raufereien. Im Gegenteil, dadurch können die Hunde sogar schwer verletzt werden. Ist er aus Metall, kann sich das Metall verbiegen und dem Hund Quetschwunden zufügen. Empfindliche Hundenasen können daran festfrieren, Schnee bleibt darin haften und verhindert die Luftzirkulation völlig. Hämatome sind möglich.

Drittens können die Hunde, und das ist wohl das Gefährlichste überhaupt, beim Rennen mit dem Beißkorb überall hängenbleiben. Im schlimmsten Fall bedeutet das Genickbruch für das Tier. Bestenfalls bedeutet es hochgradige Verletzungen der Wirbelsäule und des Kopfes. Insgesamt findet also nicht wirklich eine Verbesserung im Sinne des Tierschutzes statt, sondern eher eine massive Verschlechterung. Gerade diese Entwicklung im Schlittenhundesport spiegelt ganz deutlich die Zeichen unserer Zeit wider: Alles dreht sich nur um Ruhm, Ehre, Geld und Prestige. Ein Armutszeugnis des Menschen, der zwar immer Höchstleistung, Aufmerksamkeit, Liebe und Vertrauen von seinem Hund erwartet, aber selbst nichts davon gibt. Hunde sind unsere besten Freunde, offensichtlich gilt das aber nicht, wenn es ums große Geld geht. Meine Hunde trugen und tragen niemals einen Beißkorb. In meiner ehemaligen Praxis musste ich ebenfalls niemals einen Beißkorb verwenden. Und dass weder die Nordischen noch die Mischlinge aus dem Tierschutz eine harte Hand oder Kasernengebrüll brauchen, davon erzählt jetzt Gaby Brockly. Aber lesen Sie selbst!

Hunde brauchen keinen Kasernenhofton

Wir haben gerade zwei Welpen, die mittlerweile Junghunde wurden. Was habe ich mir anfangs wegen der Erziehung für einen Kopf gemacht! Schaffe ich das alleine, ist es besser eine Hundeschule zu besuchen (obwohl die mir von je her suspekt waren), oder soll ich streng sein, besonders mit Taavi, der gern mal die Ohren auf Durchzug stellt? Nach mittlerweile fünf Monaten kann ich sagen, dass sich vieles von ganz alleine erledigt hat. Ich habe hier bei mir das beste Beispiel: Mein Mann, der den ganzen Tag arbeitet und mit beiden Hunden tagsüber gar nichts zu tun hat, schreit bei jeder Kleinigkeit mit ihnen herum. Als das anfangs mit der Stubenreinheit noch nicht so klappte, machte er aus jeder Pfütze ein Riesendrama. Ich habe einfach die ollen Teppiche entsorgt und immer einen Eimer mit Putzwasser auf der Veranda stehen gehabt um die Pfützen, ohne viel Tamtam, wegzuwischen. Alles was sie nicht kaputt knabbern sollten, habe ich einfach weggestellt, mein Mann nicht. Daher musste der eine oder andere Schuh von ihm dran glauben, während meine in Sicherheit waren. Er regte sich jedes Mal furchtbar auf und ich habe ihm seelenruhig gesagt, dass er es selber schuld ist, basta!

Mittlerweile sind sie ganz von alleine stubenrein geworden und es geht auch nur noch sehr selten etwas kaputt. Wenn ich mit ihnen draußen im Gelände unterwegs bin, leine ich sie ab und lasse sie toben. Sie kommen auf mein Rufen sofort zurück und ich lobe sie mit Streicheleinheiten. Leckerchen gibt es dafür bei mir nicht, gab es auch bei meinen anderen Hunden nicht.

Was ich damit sagen will? Man muss nicht immer irgendein Programm abspulen, um Hunde zu "erziehen". Sie sind sehr gute Beobachter und lernen vieles von sich aus. Ich bin geduldig mit den Beiden, lache und schmuse viel mit ihnen und lasse sie einfach Hundekinder sein. Sie müssen nicht perfekt hören, mir ist wichtig, dass sie zu mir gelaufen kommen, wenn ich sie rufe oder wenn ihnen etwas Angst macht.

Warum? Weil ICH ihre Vertrauensperson bin, diejenige, die sie beschützt- und das wissen sie. Meinen Mann mit seinem Geschrei und seinem Kasernenhofton nehmen sie gar nicht für voll, er erreicht damit bei ihnen gar nichts, aber das begreift er irgendwie nicht. Bei Toby, meinem verstorbenen riesigen Nordischen Hund vom Verein Samojede-in-Not, war das ganz genauso. Wir waren ein eingespieltes Team, er hörte auf mich, auch wenn ich nur geflüstert habe. Meinen Mann hat er förmlich ausgelacht und bei ihm gemacht, was er wollte. Hunde brauchen keinen Kasernenhofton, keine Bestrafungen und keine bedingungslose Unterordnung. Man erreicht mit Liebe, Ruhe und Geduld viel mehr bei ihnen, aber das begreifen die meisten leider nicht...

Gaby Brockly

Die Sache mit Assisi, den Flüsterern und dem Tierschutz

Jedes Jahr aufs Neue, irgendwo zwischen dem Tag des Apfels und dem Welt-Tollwuttag, verharrt die Welt ganz kurz und blickt nach Assisi. Sie wissen schon, da war doch mal was mit dem heiligen Franz und dem wilden Wolf. Genau, dieser Kerl, der den blutrünstigen Wolf zähmte. Und schon dreht sich die Weltkugel weiter. Noch schnell einkaufen, nach der Arbeit ausruhen und kurz mit dem Hund raus. Was war noch gleich? Ach ja, Welttierschutztag. Keine Zeit, zu viel Stress. Nicht mehr denken müssen, müde sein, vielleicht noch fernsehen. Der nervige Hund will spielen, aber das ist anstrengend, die Chips sind schon offen, morgen, Hund, morgen spielen wir mal wieder gemeinsam, ganz sicher. Kurz vor 22 Uhr noch schnell den Hund rauslassen, mach schnell! Es herbstelt schon und das warme Bett ruft.

Welttierschutztag, so ein großes Wort in einer hektischen Zeit. So bedeutungslos. Jeder kennt sie, die alte Geschichte aus Assisi, wo Francesco mit dem Wolf sprach und ihn vor den wütenden Menschen rettete. Francesco ging ohne Schutz in den Wald, obwohl ihn der Mob vor der reißenden Bestie warnte, und versprach dem Wolf für seine tägliche Nahrung zu sorgen. Er nahm weder Maulkorb noch Leine noch Halsband mit. Er zähmte den Wolf ganz ohne den Kram. Er zähmte den Wolf mit Worten. Er brauchte dazu keinerlei Hilfsmittel.

Er mutierte auch nicht zum Alpha-Franz. Er brauchte keinen, der ihm erklärt, wie das geht. Ist doch heute bei den Wolfsabkömmlingen auch nicht anders, denken Sie?

Falsch gedacht. Es geht bei Alpha-Typen immer nur um Macht. Niemand will sie abgeben, alle wollen immer mehr von ihr: Der Hunger nach Macht ist ganz tief in der Natur des Menschen verankert. Bäume (!) helfen einander, wenn sie in Not sind! Menschen suchen hingegen ständig nach einer Möglichkeit, den anderen fertigzumachen, wenn er in Not ist.

Was ist mit dem Halsband, der Leine, dem Maulkorb? Was ist mit diversen grausamen Zwangsmaßnahmen wie dem Nasenhalti, dem Geschirr, das die Blutzufuhr in den Vorderbeinen behindert, dem Stachelhalsband, den Stromschlägen? Was ist mit Maulschlingen, Kettenwürgern ohne Zug-Stopp, den Millan-Halsungen, den Stoppleinen, in die man Hunde absichtlich rennen lässt? Was ist mit dem Niederringen, Würgen, Knebeln und Fixieren des Opfers, das sich längst ergeben hat?

Alles Zeichen menschlicher Macht.

Ein Maulkorb ist tierschutzwidrig. Er fällt ganz eindeutig unter jene Zwangsmaßnahmen, die der Tierarzt nur dann verwendet, wenn er sich und sein Team bei gewissen Eingriffen vor Hundebissen schützen muss. Das Tragen ist dann aber immer auf eine zeitliche Dauer des Eingriffs beschränkt. Eine Maulkorbpflicht ist daher tierschutzwidrig und ganz klar abzulehnen. Das Tragen eines Maulkorbes schränkt die Kommunikationsfähigkeit des Hundes ein und verhindert die Regulation seiner Körpertemperatur. Zudem kann das Tier sich selbst, andere Hunde und auch Menschen verletzen, wenn es mit dem Maulkorb hängen bleibt. Es kann weder frei atmen, noch hecheln oder trinken! Schon gar nicht kann der Maulkorbträger damit fressen! Auch nicht liegen und schlafen! Handelt es sich um eine Maulschlaufe, die abartigste Erfindung der Menschheit, die man in jeder Fressnapf-Filiale und auf Amazon um kleines Geld erstehen kann, kann er sein Maul nicht mal einen Millimeter weit öffnen. Ohne Hecheln stirbt der Hund daher bei der geringsten Aufregung ziemlich schnell, vor allem, wenn er alt oder krank ist. Erst recht, wenn es draußen warm ist. Er stirbt mit Maulschlaufe aber auch ohne Aufregung, weil der Kreislauf versagt. Aber machen Sie das mal allen Menschen klar und fangen Sie am besten bei der Tierschutz-Ulli in Wien an.

In weiterer Folge reagieren ängstliche Hunde durch die Einschränkung ihrer persönlichen körperlichen Unversehrtheit und Freiheit mit zusätzlichem Stress oder Panikattacken. Und Angst führt bekanntlich ganz sicher nicht dazu, dass ein Tier gelassener und ruhiger wird, sobald es einen Maulkorb trägt. Wer sich nur sicher fühlt, wenn sein Hund einen Maulkorb trägt, hat Angst vor seinem Hund. Angst als Fundament einer Jahrtausende alten Freundschaft?

The first revolution is when you change your mind.

Menschliche Güte zeigt sich in Beziehungen zu Schwächeren. Menschen stellen leider gerne Schwäche her, alles, was gefährlich sein könnte, wird schwach gemacht, kastriert, mit Zwangsmaßnahmen unterworfen und missbraucht. Oft im Namen des Tierschutzgedankens, denn kein Straßenhund hat sich freiwillig dem Hundefänger mit der Drahtschlinge angeschlossen und sich dann freudig erregt in einem Dreckszwinger niedergelassen. Er fühlte sich bestimmt keineswegs gerettet oder in Sicherheit, er wurde schlicht und einfach seiner Freiheit beraubt und sei diese auch noch so anstrengend und unbequem, noch so gefährlich und noch so brutal. Keiner hat es vorgezogen, zwangskastriert zu werden. Damit hat man als Hund nämlich die echte Arschkarte in der Freiheit gezogen, denn weder kastrierte Rüden noch kastrierte Hündinnen stehen bei anderen Hunden besonders gut da. Außerdem werden sie genauso eingefangen und für Blutgeld ermordet wie unkastrierte Tiere, die Kastration schützt sie davor leider überhaupt nicht. Kastrationsprojekte gehören daher meiner Meinung nach nicht zum gelebten Tierschutz, solange man die frisch operierten Hunde sofort wieder auf die Straße zurückwirft, sie trotzdem für Prämien ermorden lässt, oder sie in irgendwelchen Auffanglagern zusammenpfercht, bis sich irgendeiner erbarmt und sie für hohes Schutzgeld „kastriert, gechipt und geimpft" dort herausholt. Nach einer Horrorfahrt im Horrorbus in einem Horrorkäfig und nachdem diese Tiere vom Zwingerkoller meist schon so fix und alle sind, dass sie dem neuen Herrchen und Frauchen wahrscheinlich anfangs keine sehr große Freude bereiten werden, fängt der richtige Horror im neuen Zuhause meist erst an. Und zwar für Mensch und Hund. Die meisten Menschen wissen nicht, dass sie sich keine „normalen", gut sozialisierten oder leicht erziehbaren Hunde ins Haus holen. Sie ahnen nicht im Geringsten, was da die nächsten Jahre auf sie zukommt. Meist zieht ein zu Tode verängstigtes Tier ein, das noch nie einem Menschen vertrauen konnte, vor lauter Angst nur schaut wo es sich möglichst schnell verkriechen kann. Das sich nicht mal ins Haus hinein traut, nicht frisst, nicht trinkt und schon gar nicht stubenrein ist. Das vielleicht die nächsten Wochen, trotz langer, nervenaufreibender und von gewaltvollen Zwischenfällen gekennzeichneten Spaziergängen erst dann aufs Klo geht, wenn es wieder zuhause ist.

Wenn so ein Tier in die Fänge eines Alpha-Anhängers gerät, dann gute Nacht. Man muss wissen, dass man von adoptierten Tieren nichts erwarten kann und darf. Aber wissen das die Alphas, wenn es nicht mal die Empathen unter uns wirklich wissen?

Familie, das sind die Wurzeln, die den Baum festigen und nähren. Ohne Wurzeln kein Blatt, keine Blüte, keine Frucht, kein Halt. Ich hatte einen Traum: Ich träumte von guten Menschen, einer heilen Welt, von Frieden und Gerechtigkeit und der Gleichberechtigung aller Lebewesen auf dieser Erde. Von Mutter Erde, einem Garten Eden gleich, einem Planeten des Friedens. Dann bin ich aufgewacht.

Ich fand mich, müde von all dem Elend, im 21. Jahrhundert wieder, das mehr denn je Rückschritt statt Fortschritt bedeutet. Ich fand mich zwischen Blutlachen geschächteter Tiere, verendeten Tieropfern und kalten, profitgierigen Menschen. Menschen, denen alles egal ist, nur ihr eigenes Wohl nicht. Tiere sind weltweit weniger wert als je zuvor, sie sind Massenware, es zählt nur ihr Kilopreis, den sie lebend oder tot wiegen oder sie sind völlig wertlos, falls sie beispielsweise vor dem Schächten betäubt wurden.

Wir leben in einer Zeit, in der Tiere uns nie zufriedenstellen können, egal was sie tun, in der man für Hunde und Katzen nicht mal mehr das Auto bremst, in der Tonnen von Fleisch nie satt genug machen und die Gier nach mehr, egal wovon und egal um welchen Preis, überwiegt. Dass es anscheinend schon immer so war, zeigt uns ein Zeitsprung in die Vergangenheit, wo wir einen der ersten Tierschützer der Geschichte treffen: Franz von Assisi, der die Gleichheit von Menschen und Tieren erwähnte. Sein Statement war im 12. Jahrhundert mehr als ketzerisch, denn Kirche und Tierschutz waren damals schlichtweg unvereinbar. Als Franziskus sprach "Alle Geschöpfe der Erde fühlen wie wir, alle Geschöpfe streben nach Glück wie wir. Alle Geschöpfe der Erde lieben, leiden und sterben wie wir, also sind sie uns gleich gestellte Werke des allmächtigen Schöpfers- unsere Brüder.", kam dies damals fast einem Todesurteil auf dem Scheiterhaufen gleich, sah doch die Kirche solch frevelnde Worte gar nicht als harmlos an. Im Namen der Kirche dürfe man Tieren „nicht die Liebe zuwenden, die einzig Menschen gebührt". Man ließ ihn dennoch am Leben und Franziskus starb friedlich am 3. Oktober 1226, darum feiert die Welt am 4. Oktober ihm zu Ehren den Welttierschutztag. Letztendlich wurde er sogar 1228 durch Papst Gregor IX heiliggesprochen. Ein Widerspruch? Ja, denn der katholischen Kirche gefiel es anno dazumal gar nicht, dass man für Tiere eintrat. Es gab Berufsverbot für vegetarische Priester, schon 314 wurde per Dekret erlassen „dass die, die in der Geistlichkeit Priester und Diakonen waren und sich des Fleisches enthielten, es kosten sollten und so, wenn sie wollten, sich selbst besiegten, wenn sie aber Abscheu zeigten, nicht einmal das mit Fleisch vermischte Gemüse zu essen, sie aus dem Amte zu entfernen" wären. Und dann spricht man den Ketzer Franziskus auch noch heilig. Papst Johannes Paul II rechtfertigte in seiner Amtszeit Tierversuche damit, dass „Tiere ja zum Zweck für Menschen erschaffen wurden.". Das neue Oberhaupt der Katholiken, Jorge Kardinal Bergoglio, nannte sich 2013 Franziskus und will, getreu seinem Vorbild, mit so wenig Luxus und Geld leben wie möglich. Und die Tiere? Der Welttierschutztag bietet sich an um Bilanz zu ziehen, was bisher für die Schwächsten auf diesem Planeten geschah. Nichts geschah. Immer noch 12. Jahrhundert.

Nicht einmal im kleinen Österreich ist es möglich ein einheitliches Tierschutzgesetz zu erlassen, das Tiere wirklich schützt und ihnen Rechte einräumt. Oder ihnen wenigstens zugesteht wie fühlende Lebewesen behandelt zu werden, nicht wie Küchengeräte oder

Handtaschen. Das ihnen Schmerzen zugesteht und Leidensfähigkeit, wenigstens das. Ein Paragraph, der für einen schmerzlosen Abgang sorgt oder für artgerechte Haltung, das richtige Futter, ein paar Schritte Bewegungsfreiheit, tägliches Sonnenlicht oder das Kastrieren der Ferkel mit Betäubung. Keine Anbindehaltung, keine Legebatterien, keine Kastenstände der Sauen, kein Trennen der Kälber von ihren Müttern. Kein El Sombrero, kein Herr Strohhut für die Hunde. Im Oktober des Jahres 2019 sind wir jedoch immer noch meilenweit von all dem entfernt, Kirche und Tierschutz waren und sind weiterhin Gegensätze. Ein bisschen mehr Klugheit allerorts wäre bestimmt auch ganz hilfreich, beispielsweise sind weder der Papst noch Gott schuld, wenn dumme Menschen ihren Hunden die Zunge piercen lassen, sie tätowieren oder ihnen Lammfelle zum Fressen geben. Aber die Hoffnung stirbt bekanntlich zuletzt. St. Francis sagte, dass ein Sonnenstrahl reicht, um viel Dunkel zu erhellen. Es gibt Licht. Da sind auch viele Menschen da draußen, die etwas ändern wollen und all diese Dinge nicht mehr einfach so hinnehmen, und es werden immer mehr. Reden alleine hilft nicht, wichtig ist, dass man etwas unternimmt, jeder Mensch kann etwas beitragen und sei es nur in ganz kleinem Rahmen seiner Möglichkeiten. Machen wir bald was, bevor wir uns selbst vernichtet haben mit unserer großartigen weltenumfassenden menschlichen Selbstherrlichkeit, am besten fangen wir heute damit an. Nicht nur am Welttierschutztag.

PAL

Die Menschheit ist an einem Punkt angekommen, an dem Hundeerziehung und Hundeernährung wie eine Wissenschaft betrachtet wird. Das spiegelt sehr gut den heutigen Homo Sapiens wider: Essen wurde zur Medizin, Hundehaltung zur Religion. Viele Menschen sind bereits mit so simplen Dingen wie der täglichen Nahrungsaufnahme dermaßen überfordert, dass sie sich jeden Unsinn von jedem Influencer einreden lassen. Sieht man im Fernsehen eine beliebige Dokumentation über Hunde, ist garantiert irgendein Hundezüchter oder Hundetrainer dabei, der den Hund strahlend vor der Kamera Sitz-Platz-Fuß-Rolle machen lässt. Solche Typen sieht auch der Tierarzt häufig in der Praxis: Sogar das kranke Tier bleibt vor menschlichem Vorführeffekt keineswegs verschont. Besuchen Ersthundehalter eine Hundeschule wird gerne am Trainerhund präsentiert, was wie im Schlaf zu sitzen hat. Verunsicherte Hundehalter suchen, nachdem sie das abgespulte Programm gesehen haben, nach Halt, denn sie denken, ihr eigener Hund wäre schwer erziehbar, unbelehrbar oder nicht ganz richtig im Kopf. Es ist wieder mal der Gruppenzwang, der diese Menschen zu willigen Schafen macht: Man macht, was grad in ist oder was alle machen. (Im Sommer 2019, falls Ihnen das entgangen ist, schlürften viele Berlinerinnen zentrifugierten Selleriesaft aus Ökoflaschen, weil sie dachten, ihre Haut würde dadurch strahlend schön. Was natürlich nicht stimmt, aber das ist eine andere Geschichte.) Dass Trainergurus Hunde krank machen, ist diese und die Tatsache ist nicht von der Hand zu weisen, sieht man sich in einer x-beliebigen Tierarztpraxis um. Gesunde Hunde sind Mangelware; man brüllt auch den lahmen Hund an, „Bei Fuß!" in den Behandlungsraum zu marschieren. Der gemeine Beifuß (Artemisia vulgaris) ist ein Korbblütler, man nennt ihn auch Weiberkraut. Seine Pollen sind Auslöser allergischer Reaktionen, auch ich reagiere darauf allergisch. Nämlich dann, wenn Hunde „Beifuuuuuuß!!!" heißen und deren Besitzer andauernd am Strick um den Hals des Vierbeiners herumzerren, als hätten sie einen Sack Zement daran befestigt, den es ruckartig und mit derber Gewalt von A nach B zu befördern gilt. Erst kürzlich wieder sah ich so ein Exemplar auf einer Wiener Straße. Die schwere Dame hatte ein winzig-kleines Pudeltier an der Flexileine, welches einen winzigen Schritt vor ihr auf die Fahrbahn tat. Eine dreißiger Zone, in diesem Moment gähnend leer und auch sonst waren weder Auto, Fahrrad, Traktor noch Kampfhund oder Katze, welche das Leben des Hündchens hätten akut gefährden können, in Sicht. Ich konnte sehr schön beobachten wie die Dame das Tier mit einem gewaltigen Leinenruck zurück auf den Fußweg beförderte, es segelte geradezu durch die Luft und schlug sehr unsanft direkt neben ihren Füßen auf. Nun bin ich kein Schwächling, aber sie hätte auch mich umgefegt wie ein Orkan, mit diesen Ärmeln, mit dieser Gewalt! Zack, noch ein Ruck, ein zweiter.

„Herst wos hob i da gsogt!"

Und dann, wie das Amen im Gebet: „Und Beifuß!!!". Der Beifuß ist in unseren Breiten eine geläufige Pflanze, gerne reicht man ihn als Gewürz zu fetten, schweren Fleischgerichten und auch in der TCM-Medizin wird er verwendet. Noch häufiger heißen arme Hunde so, deren Leben wahrlich kein Zuckerschlecken ist bei verrohten Menschen wie dem oben genannten Persönchen.
Darauf bin ich wirklich untherapierbar allergisch. Ich habe also ein **PAL**, ein „Problem anderer Leute". Ich muss mich immer einmischen, ich kann und will nicht wegsehen. Das brachte mir schon jede Menge Ärger ein, aber wenn ich bedenke um wieviel ärmer die Vierbeiner dran sind, spielt das keine Rolle. Hunde sind immer schwächer als Menschen, sie bieten ihnen immer den Rücken dar, auf den eingeprügelt und hingetreten werden kann. Anatomisch in dieser sehr ungünstigen, menschlichen Gewalteinwirkungen unausweichlich ausgelieferten Position, sind sie stets hilflose Opfer menschlicher Dominanz. Mithilfe eines ganzen Arsenals an Suggestionsgründen, warum man Hunde zu willenlosen Befehlsempfängern degradieren MUSS, erfindet der Mensch immer neue Gründe für legitime Brutalität. Man schiebt es auf die öffentliche Sicherheit oder die Familienfreundlichkeit. Hunde müssen immer irgendwas: sitzen, liegen, bei Fuß gehen, Rolle machen, Pfote geben. Wenig erstaunlich, dass man einen Misserfolg des Trainings immer dem Vierbeiner in die Pfötchen schiebt und sich dadurch aus der Aufgabe entlassen fühlt! Jegliches Mitgefühl mit dem eigenen Hund ist ohnehin schlagartig weggefegt, sobald man

sich auf die Anweisungen des „Trainers" verlässt. „Nicht das, was gesagt wird, ist wichtig, sondern das, was ankommt", diesen alten Grundsatz der Pädagogik müssten sich viele vor Augen halten, denn Erziehung ist dazu da, unsere Hunde anzuspornen, nicht um ihren Willen zu brechen. Was wir brauchen sind keine Zwangsmaßnahmen, sondern eine Änderung der Sichtweise, eine innere Reform: Statt dauernd von außen zu bewerten, was der Hund alles nicht kann, müssen wir wieder lernen zu beobachten, was er alles schon kann. Dann würden wir erkennen, dass ohnehin alles da ist, was er können muss, um in der Hundewelt zu existieren und er seine- aus Hundesicht- absolut korrekte Verhaltensweise nur uns zuliebe mit aller Kraft zu ändern versucht. Er bemüht sich. Wir nicht.

Der Hang an einfachen, guten und schönen Dingen herumzupfuschen, sie zu korrigieren und zu verkomplizieren ist ein menschlicher Charakterzug. Die wenigsten Menschen sind zufrieden mit dem, was sie haben, sie wollen immer mehr. Hundeerziehung wurde zur Wissenschaft erhoben, wir analysieren, klickern und brüllen, wir dominieren, strafen und zerlegen Handlungen der Hunde in ihre Bestandteile. Deshalb brauchen wir jetzt Ratgeber, die uns erklären, wie man Hunde richtig erzieht. Nur deshalb werden Gurus erfolgreich; sie inszenieren sich zur kritischen Instanz, entlassen damit den Hundehalter komplett aus seiner Eigenverantwortung und dem selbstständigen Denken sowieso.

Sich in den Hund einfühlen

Ich kann glücklicherweise keinen Beitrag leisten, weil ich mit meinem Hund lieber meinen eigenen Weg gegangen bin, als den über Hundetrainer. Ich habe mich vor dem Kauf eines Welpen zwei Jahre intensiv mit Hunden und mit allem rund um den Hund befasst. Ich entdeckte ein haarsträubendes Umfeld! Meine Fragen wurden nicht stimmig mit meinen Beobachtungen beantwortet, sodass ich beschlossen habe, nachhaltig etwas für die Hundewelt zu tun. Ich bin froh, auf meine Intuition gehört zu haben.

Schlussendlich führte mich mein Weg dahin, dass ich heute Menschen mit ihren Hunden coache. Coaching ist KEIN Training im Sinne von Erziehung! Leider nennen sich immer mehr Hundetrainer so, führen aber nach wie vor ihre Unterwerfungsprogramme durch. Bei mir lernen Menschen, sich in ihren Hund hineinzudenken und einzufühlen. Es gibt kein Schema-X Programm, jedes Team wird individuell betreut, weil sowohl der Mensch wie auch der Hund individuelle Wesen sind.

Ich unterstütze dieses Buch, weil ich denke, dass Menschen, welche es kaum schaffen, auf das zurückzuschauen, was ihren Hunden durch falsches „Training" angetan wurde, dadurch erkennen, dass es (leider) sehr vielen anderen Menschen auch so ergangen ist. Ein kleines Beispiel für Coaching:

Heute war Hund Jacky als Helfer mit Hündin Kira, (fünf Monate alt) im sozialen Spaziergang unterwegs. Solche Stunden sind wie ein Geschenk. Die beiden Hunde ermöglichten mir das Filmen, weil sich Kira auch in Aufregung auf die Kommunikation von Jacky einließ und sich selber lösen konnte. Sie zeigte ihre ersten Strategien, um sich in für sie schwierigen Situationen zu helfen. Eine friedliche, ruhige und lehrreiche Stunde für alle. In der Stunde konnten wir auch beobachten, was es heißt, wenn ein Mensch seinen Hund einfach im Stich lässt. Eine Hundebegegnung auf hundert Metern, der fremde Hund fror ein. Sein Mensch lief einfach in eine andere Richtung davon! Der Hund setzte sich hin. Die Distanz zu seinem Menschen wuchs auf hundertfünfzig Meter an, der nicht ein einziges Mal geschaut hat, was sein Hund tut und ob er vielleicht Hilfe braucht. Unsere Hunde begannen intensiv zu schnüffeln und vergrößerten dabei die Distanz zum fremden Hund.

Als sie sich abwendeten, ihm den Rücken zuwandten, konnte er sich endlich lösen. Kira hat das wunderbar bei Jacky gelernt. Hunde helfen Hunde, wenn sie es dürfen und können. Die meisten Menschen helfen Hunden nicht und können sich auch sehr schlecht in die Bedürfnisse ihrer Hunde einfühlen. Das ist das Problem.

Michèle Roncaglioni-Dellsperger

Hundecoach

www.sirius-hundeschule.ch

Affe versus Wolf

Wann wird der Mensch endlich einsehen, dass ihn vom Affen nur ein Prozent der Gene trennt und er daher alles andere als die Krone der Schöpfung darstellt? Eine Schöpfung, die er aber als einziges Geschöpf nachhaltig und zielstrebig zerstört!

Bestes Beispiel ist die Beziehung Mensch-Hund. Der beste Freund des Menschen, der vom Wolf abstammende, wird dominiert und beherrscht. Vom Menschen. Der vom Affen abstammt. Der den Caniden kompromisslos ausnutzt, missversteht, ihn falsch ernährt und ihm keinerlei Verständnis für Worte, Gefühle oder Schmerzen zugesteht.

Sonst gäbe es weder dieses Buch, noch diverse Hundetrainer, die trotz Steinzeit-Methoden so erfolgreich und beliebt sind.

Es gäbe auch die Barf-Shops nicht, da endlich alle Zweibeiner verstehen könnten, dass der Hund sich, im Gegensatz zum Menschen, weiterentwickelt hat und längst kein Wolf mehr ist. Er hat ein Gen entwickelt, das ihm erlaubt, Kohlenhydrate zu verstoffwechseln- simpel ausgedrückt, er kann Spaghetti futtern und verdaut sie auch gut. Das kann sein Ahne, der Wolf, nicht. Der frisst weiterhin Fleisch. Fleisch bitte, keine Weidenkräutlein, keinen Spargel, keine Melisse und Minze, auch keinen Koriander, und weder Kümmel noch Kerbel.

Die Abstammung vom Wolf hat dem Hund das eingebrockt; wenn er nicht lebenslänglich wertloses Trockenfutter aus der Futterfabrik serviert bekommt, muss er rohes Fleisch und Knochen mampfen und kann daran sterben. Stichwort: Darmverschluss. Wollen die wenigsten Affen glauben. Erst wenn es zu spät ist, wird affenmäßig gejammert und gekreischt.

Was dann kommt, ist bekannt: *„Aber der Wolf!"*

Aber der Affe, geschätzte Leserin und werter Leser, ernährt sich von Bananen!

Essen Sie ausschließlich Bananen? Springen Sie munter von Baum zu Baum?

Die Krone der Schöpfung, die dem Tier Gefühle aberkennt, gleich wie der Heilige Stuhl, der immer noch von Teufelswerk spricht, wenn er an all die seelenlosen Tiere denkt, die dem Menschen Untertan sein sollen, wird nie klüger.

Schafe können Gesichter von Menschen erkennen.

Sogar Fische können menschliche Gesichter erkennen.

Was können Affen?

Affen erkennen einander am Hintern. Sie bleiben ewig, verzeihen Sie bitte die Wahrheit, etwas primitiv und beschränkt.

Wir Affenabkömmlinge sind ziemlich einfach gestrickt! Wir beobachten das Verhalten anderer und leiten daraus statistisch relevante Verhaltensmuster ab, die für unser Wohl nützlich sein könnten.

Wir lechzen geradezu nach durchschaubaren, leicht verständlichen Regeln, um uns vor dem Chaos der Welt zu schützen und unser Leben kontrollierbarer zu machen. Geraten Affenabkömmlinge an einen Wolfsabkömmling, dessen Verhalten von ihnen nicht sofort eingeordnet werden kann, betrachten sie ihn als gleichwertigen Affen. Allerdings nur, wenn es darum geht, ihm etwas brutal beizubringen. Wenn es darum geht, ihn zu schützen, versagen viele bereits kläglich.

Wenn wir Affen denken, wir hätten eine Regel erkannt, lassen wir uns nie wieder von ihrer Anwendung abbringen. Wir wenden sie immer an, immer wieder, auch wenn sie nicht mehr hilfreich ist. Zweibeiner nennen es das Monte-Carlo-Syndrom, die Sieben-Mal-Regel, nach der Menschen alles, was sieben Mal hintereinander passiert, als fixe Regel betrachten.

Affenartig einfach, oder? Klappt was beim achten Mal nicht mehr so, wie wir uns das vorgestellt haben, kommt Dopamin ins Spiel und mit ihm unsere alte Bekannte, die Ratte. Ein achtes Mal strengen wir uns nur noch an, wenn ausreichend Dopamin da ist. Und dieses bekommt man nur dann, wenn etwas „fast" geklappt hat. Dann motiviert uns das Rattendopamin, es doch nochmal zu versuchen. Scheitert man aber völlig, resigniert man und es gibt auch kein Dopamin mehr.

Leider ist die Ratte bestechlich. Dopamin gibt es nicht nur durch große Anstrengung, man bekommt es auch ganz leicht durch rasche kleine Erfolge, meist auf Kosten der Geldbörse oder der Gesundheit anderer. So kann der Affe sich jederzeit einen Quick-Win-Kick verschaffen, wenn er den Hund fix unterordnet. Durch den schnellen Erfolg, der oft nur mit Gewalt erreicht wird, verstärkt sich die Lust nach dem Dopamin und wir werden geradezu süchtig danach.

Zwar könnten Krokodil und Ratte innehalten und reflektieren, was da eben geschah und dass es vielleicht nicht ganz korrekt war. Geschieht das, spricht man von kognitiver Kontrolle und der Mensch hat sich beim nächsten Mal etwas besser im Griff. Vielleicht.

Ist die Kontrolle aber durch Stress beeinträchtigt, kann man nicht mehr klar denken. Das Krokodil schnappt zu. Und dann ist der Affe genau in dem gefährlichen Verhaltensmodus, in dem er vom Gegenüber (also vom Hund) Dinge einfordert, die er bei sich weder verlangen noch umsetzen würde. Er reagiert hirnlos, wütend, brutal und meist laut.

Hook hätte das alles gerne verhindert und kontrolliert, hat aber in diesem Zustand überhaupt keine Chance mehr gegen Ratte und Krokodil. Je aggressiver, lauter und brutaler wir werden, umso mehr sinkt unsere Impulskontrolle und wir agieren wie adrenalingesteuerte Irre.

Arm der Hund, der so einem Affenwesen ständig ausgeliefert ist.

Er lebt in ständiger Angst, leidet an chronischem Stress und endet irgendwann in Selbstaufgabe. Durch die ständige Cortisol-Ausschüttung und die Erfahrung, dass alle Versuche, Konflikte zu vermeiden, immer erfolglos waren, kommt es zu fatalen Konsequenzen.
Der Hund lernt, dass es völlig sinnlos ist, sich für irgendetwas anzustrengen, denn Strafe gibt es so und so, egal wie sehr er sich bemüht. Er gibt auf und ergibt sich in „erlernter Hilflosigkeit". Auch kann er sich weder körperlich noch geistig erholen, durch die ständigen Traumata und den chronischen Stress entsteht eine Art innere Leere. Er resigniert. Das sind die Tiere, die irgendwo im Zwinger sitzen und gegen die Wand starren. Nichts geht mehr, diese Hunde sind bereits seelisch tot. Die Verzweiflung kündigt sich als Unkonzentriertheit, der Weigerung zu spielen, zu fressen und spazieren zu gehen an; manche Hunde wollen und können in diesem Stadium keinen Kontakt mehr zu anderen Hunden oder Menschen zulassen. Je nach Charakter des Tieres kann sich das Leiden auch in einer aggressiven Haltung äußern, wobei die Aggression nicht nur gegen Artgenossen, sondern durchaus auch gegen sich selbst gerichtet sein kann.

Den größten Stress erleben Hunde nicht nur im Tierheim, wo sie ständig sozialen Konflikten ausgesetzt sind, sondern vor allem zuhause, wo sie einem aggressiven Alpha-Despoten ausgeliefert sind. Sie haben keinerlei Kontrolle mehr über das Geschehen und können dem Szenario nicht entkommen. Durch Dauerstress werden Unmengen von Cortisol produziert. Cortisol entsteht in der Nebennierenrinde und ist an sich nichts Böses. Es lässt Säugetiere durchhalten, wenn es hart auf hart kommt und ums Überleben geht. Dauert das Durchhalten aber unendlich lange an, wird dadurch das Langzeitgedächtnis merklich beeinträchtigt. Man merkt sich nichts mehr, ist zerstreut, unaufmerksam und vor allem ängstlich. Cortisol bewirkt, dass man in ständiger Erwartung des schlimmsten Szenarios verharrt. Und zwar wie gelähmt. Es bewirkt auch, dass sich der Organismus nicht mehr entspannen kann, Bauchfett verstärkt angesetzt wird, der Blutzuckerspiegel steigt, der Cholesterinspiegel sich erhöht, die Körpertemperatur ansteigt und der Appetit sowie die Schmerzwahrnehmung vermindert werden.

Blöderweise hemmt das Angstzentrum im Hirn auch Hook, den Ratten- und Krokodildompteur. Dadurch geraten Impuls- und Konfliktkontrolle völlig durcheinander und der Gestresste denkt nur noch im Krokodil-Modus. Sie erinnern sich? Beiß zu, hau schnell ab oder stell Dich tot!

Am meisten Cortisol wird produziert, wenn die eigene Familie versagt, nicht schützend und helfend eingreift. Ist der Hund in Not und schaut „sein" Mensch lachend zu, wie er sich da alleine rauswurstelt (oder draufzahlt), dann läuft die Cortisolproduktion zur Höchstleistung auf, während die Gehirnleistung gleichzeitig sinkt.

Bei akuter sozialer Bedrohung spielt die Ratte auch nicht mehr mit: Sie verschenkt kein Oxytocin, weil die Bindung fehlt. Man wurde im Stich gelassen! Je weniger Oxytocin, desto höher steigt der Cortisolspiegel an. Cortisol bewirkt, dass man im Stress nicht mehr nachdenken kann, dass das Dopamin nicht mehr wirken kann und man, lässt der Stress irgendwann wider Erwarten doch nach, plötzlich krank wird. Es ist erwiesen, dass lange andauernder Stress mit ständig viel zu hohem Cortisolspiegel das Immunsystem nachhaltig schädigt und im Endeffekt auch die Nebennierenrinde fertig macht. Diese kann irgendwann kein Cortisol mehr produzieren und der Betroffene erkrankt an Hypocortisolismus. Ist das passiert, sind die chronische Erschöpfung und ein völliger Zusammenbruch bereits in vollem Gange.

Tatsächlich muss es nicht allen Lebewesen so gehen, es gibt Individuen, die mit einer erhöhten inneren Widerstandskraft, der Resilienz, gegen Stress gesegnet sind. Sie sind belastbarer und selbstbewusster als die meisten anderen, die unter einer erhöhten Verletzlichkeit leiden.

Eines ist aber bei allen Säugetieren gleich: Je sicherer wir uns fühlen, je intakter die Familie, je harmonischer und ausgeglichener das soziale Umfeld ist, desto mehr Oxytocin entsteht. Welches verhindert, dass wir uns fürchten und gleichzeitig unser Selbstvertrauen stärkt, uns Sicherheit gibt. Wir sind als Herdentiere abhängig von Lob, Zuneigung und sozialer Akzeptanz.

Spüren Hunde, dass sie sich immer auf ihre Menschen verlassen können, steigt ihr Selbstbewusstsein und die Angst schwindet. Sie produzieren Oxytocin, fühlen sich geborgen und sicher. Dafür reicht schon eine einzige zuverlässige, vertrauenswürdige Bezugsperson! Straßenhunde, die niemals irgendjemand hinter sich hatten, die sich nie auf jemanden verlassen konnten, zeigten aber keinesfalls immer gesteigerte Verletzlichkeit. Im Gegenteil. Sie zeigten oft eine Steigerung der Resilienz. Was auch erklärt, warum diese selbstständigen Wesen sich besonders schwertun, wenn sie von Strand und Meer plötzlich im Gemeindebau in den Händen eines Millanistas landen.

Und es erklärt auch die vielen „Problemhunde" aus dem Auslandstierschutz, denn man kann von einem selbstständigen, Zeit seines Lebens auf sich alleine gestellten Tier nicht völlige Hilflosigkeit erwarten wie von einem hilflosen Welpen. Dazu kommt, dass bei der Hundeerziehung immer nur der Erfolg gemessen und bewertet wird. Niemand schert sich um die Anstrengung, die es dem einzelnen Tier kostet, die gewünschte Leistung zu erbringen. Das nennt man Erfolgskultur, die wunderbar zur Wegwerfgesellschaft passt.

Physische und psychische Gesundheit sind nur möglich durch ein gutes Zusammenspiel von Bindung, Sicherheit, sozialer Akzeptanz, Anerkennung, Wertschätzung der erbrachten Leistungen, Aufmerksamkeit und Lob. Fühlt sich ein Lebewesen von der eigenen Familie im Stich gelassen, unverstanden und ausgeschlossen, nicht unterstützt, gemobbt oder dauernd schlecht behandelt, produziert der Körper Cortisol und die Angst wächst und wächst, da Oxytocin dann völlig fehlt.

„Einer für alle, alle für einen!", lautet das Motto, das gesund hält. „Hau den Lukas" eher nicht. So einfach wäre das für uns Affen, die wir uns Napoleon-gleich zum Kaiser über die Hundewelt gekrönt haben und uns damit alle Privilegien selbst verliehen haben- ohne sie jemals verdient zu haben.

Im Stich lassen des Untergebenen führt, Sie ahnen es sicher, niemals zur Akzeptanz der Krone. Respekt und Anerkennung müssen immer erarbeitet werden.

Wenn Hunde-unerfahrene Menschen nicht wissen, wie das mit der Hundeerziehung geht, sollten sie besser nicht den Flüsterern Glauben schenken oder grausame Alpha-Experimente veranstalten.

Im Zweifelsfall macht den Menschen nämlich seine Gabe, auf sein Bauchgefühl zu hören, etwas sympathischer.

Darüber erzählt Ihnen jetzt Monika Ihle.

Aber lesen Sie selbst.

Auf das Bauchgefühl hören!

Ich versuche einfach, hier meine Erfahrung mit meinem Hund in Kurzfassung wiederzugeben. Eigentlich brauchte ich nur einen Hundetrainer wegen der Angst, die mich gerade anfangs völlig überforderte. Alles andere habe ich alleine und durch gute Literatur geschafft.

Der erste Trainer war zwar nett, kam aber von der alten Schule, mit Unterordnung, Leinenruck und Co.

Dann konsultierte ich eine Trainerin von einem reinen Schäferhund-Übungsplatz, welche mit Kasernenton herumschrie und die gegen die Kontaktaufnahme mit anderen Hunden war, wenn ich mit meinem Hund unterwegs war. („Man weiß ja nie, was die haben!"). Nach der Probestunde haben wir uns nie mehr gesehen!

Die Nächste wollte mir erzählen, dass mein Angsthund dominant ist, da er sie als Fremde nicht in unserer Wohnung akzeptierte. Zum einen passt er auf seine Familie auf, und außerdem ist es sein sicheres Refugium, deshalb ist es doch klar, dass er Fremde da nicht mag! Dann kam ich endlich zu einer positiv arbeitenden Trainerin, die mir sehr geholfen hat. Man sollte auf sein Bauchgefühl hören und nicht glauben, dass alles, was der Trainer sagt, auch stimmt!

Monika Ihle

Schafe

Permanenter Leistungsdruck gepaart mit unerfüllbaren Erwartungen diverser Alpha-Menschen erzeugt immensen Stress bei deren Hunden.

Stress wiederum schädigt das Immunsystem. Stress vermindert die Immunabwehr und bietet dadurch die Grundlage für das Entstehen von Infektionskrankheiten.

Ist der Stress chronisch, wird das Tier krank. Es ist völlig egal, ob die Überforderung durch falsche Erziehung, nicht artgerechte Fütterung oder nicht artgerechte Haltungsbedingungen entsteht, denn das Resultat bleibt immer gleich. Es ist auch völlig unbedeutend, ob es sich um positiven oder negativen Stress handelt. Beide Arten sind im Übermaß und bei zu langer Dauer für den Organismus gleich schädlich.

Morgens Agility, mittags Obedience, abends drei Stunden Joggen; dreimal pro Woche Dog-Dancing, zweimal Man-Trailing und am Wochenende Fährtenlegen mit Freunden: schon beim Lesen wird man müde. Dazwischen trainieren, üben, trainieren, üben, gehorchen, trainieren, parieren!

Schuld am krankmachenden Stress ist nicht nur die Unausweichlichkeit und Unabwendbarkeit der Situation und das damit verbundene Ausschütten von Cortisol, sondern auch das völlige Fehlen von Sinnhaftigkeit und Freiheit. Ganz besonders unsere Nordischen leiden, wenn sie zum blinden Befehlsempfänger degradiert werden. Sehen sie keinen Sinn in einer Handlung, produziert ihr Gehirn kein Serotonin. Je mehr Serotonin, desto größer das Gefühl von Freiheit und Sinnhaftigkeit.

Warum haben die meisten Menschen (und Hunde) sehr oft ein Problem mit einschneidenden Veränderungen? Es liegt am Dopamin. Die Ratte belohnt mit Dopamin, wenn wir etwas tun, das uns Sicherheit und Halt verspricht. Wenn wir wissen, was uns erwartet, ist die Ratte beruhigt und wir auch: Dopamin lässt uns an alten Verhaltensmustern festhalten, außer das neue Verhaltensmuster verspricht noch mehr Dopamin als das alte. Das ist leider nur dann der Fall, wenn man sich sicher genug fühlt für eine Veränderung. Wenn man ausreichend Bindung im sozialen Umfeld hat, fühlt man sich mutig genug um etwas Neues auszuprobieren und dafür mit Dopamin belohnt zu werden. Hat man jedoch Angst und ist alleine, lässt man jegliche Veränderung besser bleiben und bleibt bei altbewährten Mustern.

Aus diesem Grund ist es immens wichtig, dass der Mensch IMMER zuerst BINDUNG und VERTRAUEN zu seinem Hund aufbaut, damit dieser eine Veränderung seines Verhaltens auch zulassen kann!

Veränderung ist außerdem abhängig von der Herde und deren Vorbildwirkung. Viele eingeschworene Flüster-Anhänger halten lieber an der altbewährten Barbaren-Methode fest, anstatt sich mit neuen Forschungsergebnissen zu befassen.

Sie müssten sich sonst verändern. Dazu müssten sie sich aber mit unendlich vielen Dingen auseinandersetzen und befassen, was viel Arbeit bedeutet und möglicherweise kein Dopamin verspricht. Und da gibt es auch noch so viele mögliche Fehlentscheidungen zu bedenken, die eine Veränderung mit sich bringt. Was, wenn es dann keinen Quick-Win mehr gibt? Was, wenn es dann länger dauert, bis der Hund spurt, man aber keine Lust und Zeit hat und noch dazu nicht mit Dopamin belohnt wird, sondern Cortisol ausschüttet und leicht genervt explodiert? Wozu so viel Aufwand, wenn es doch bis jetzt auch so gut funktioniert hat!

Vieles müsste sich ändern in unserer kurzsichtigen Erfolgswelt. Man müsste die Neugier wecken in den Menschen, die Neugier, die Veränderungen zulässt und die immer Bindung und Sicherheit voraussetzt.

Denn in jedem einzelnen Gehirn von uns Menschen kämpfen bei jeder Entscheidung stets Krokodil, Ratte und Hook um die Alphastellung. Sie duellieren sich um Impulshandlung, Bauchentscheidung oder Kopfentscheidung.

Dabei fällt immer die Quick-Win-Entscheidung vor der Kopfentscheidung und es siegt die schnelle Entscheidung stets vor der langsamen, auch wenn uns das gar nicht bewusst ist. Fallen wir Menschen also unserem Unterbewusstsein zum Opfer? Ja, denn wie Sie wissen, liegt das Krokodil immer auf der Lauer. Es befindet sich in bester Gesellschaft der Ratte und beide raten uns, sekundenschnell unseren Trieben und

Gefühlen nachzugeben! Möglichst schnell. Aber Hook ist ebenfalls präsent, schwenkt den Haken und greift ein.

Wir müssen nicht gleich nachgeben und laut werden, wir können auch innehalten, nachdenken und uns ändern. Das unterscheidet uns vom Tier: Wir können die Dopaminbelohnung auf später verschieben und uns wie Menschen benehmen.

Wir können uns dafür entscheiden, uns nicht ablenken zu lassen, uns mehr Zeit zu nehmen und unsere Erwartungshaltung herunterzuschrauben. Dadurch steigt nachweislich die Empathie.

Warum denken Sie, lieben Menschen in sozialen Netzwerken die Gruppenzugehörigkeit? Weil sie sich unter ihresgleichen sicher und gut aufgehoben fühlen.

Sozialer Zuspruch, wenn auch nur virtuell, produziert Oxytocin.

Wir sind eine Gemeinschaft, das fühlt sich gut an.

Wir fühlen uns verstanden und daher fühlen wir auch mit Gleichgesinnten mehr mit als mit Fremden. Wenn man sich gut fühlt, entsteht Interesse an Weiterbildung. Man bringt sich gerne in die Gruppe ein, wird dafür belohnt. Und weil wir Menschen Herdentiere sind, gaukelt uns die Gruppe ein "Wir gegen andere" vor.

Wir sind so einfach gestrickt!

Wie Schafe.

Gedanken zum Alpha-Wolf

Wir sprechen darüber, dass der Begriff «Alpha-Wolf» veraltet ist und seine Existenz nichtig. Das interessiert so gut wie keinen, der danach strebt, Macht über einen anderen auszuüben. Solche Menschen wissen nicht einmal, wie dieser Begriff entstanden ist. Sie kennen den Unterschied von Beobachtung an Gehegewölfen und Freilandforschung nicht. Sie wissen auch nicht, dass Hunde keine Wölfe sind und auch nicht direkt von ihnen abstammen.

Sie wissen auch nicht, dass Wolfhunde entstanden sind, weil man in den Kriegsjahren mehr Aggressivität in den Hund bringen wollte und sie wissen auch nicht, dass dies gänzlich schief gelaufen ist, weil der Wolf in diesen Hunden dem Wildtier gemäß eher unsicher zurückziehend im Umgang mit Fremdem ist.

Aus welchem Grund adoptiert der Mensch einen Hund? Liebe, Freundschaft?

Zum einen ist es biologisch nicht vorgesehen, dass Welpen von ihren Müttern getrennt werden, um menschlichen Händen ausgeliefert zu sein.

Dass Hundekinder nach der «Entwöhnung» bereit sind, auf eigenen Pfoten das Leben zu meistern, ist Unsinn.

Zum andern hat uns die Forschung am Haushund in den vergangenen fünfzehn Jahren viel neues Wissen eröffnet, welches wir sinnvoll umsetzen können, um so dem Hund gerechter zu werden, wovon im Alltag Hunde und Menschen profitieren.

Der Mensch wird also zum Elternteil und hat damit für den von seiner Mutter entrissenen Welpen liebevolle Verantwortung zu tragen. Dass Menschen bessere Hundeeltern sind als die echten, ist bis heute ein gern geglaubtes Märchen besonderer Arroganz.

Das schwierigste nach der Adoption ist es, das Vertrauen des Hundes zu gewinnen, ihm die Mutter zu ersetzen(!), konsequent liebevoll sein hündisches Verhalten in, aus menschlicher Sicht annehmbare Bahnen zu lenken und seine Motivation für das Entdecken im Alltag schützend zu begleiten und Gefahren abzuhalten. In jeder Sekunde des Zusammenlebens sind vertrauensvolle Authentizität sowie Empathie des Menschen Basis für die so wichtige Bindung.

Wenn wir nicht wissen, wie Hunde sich entwickeln, welche sensiblen Phasen sie wann durchleben, warum Stress in den ersten zwei Jahren permanent der «perfekten Erziehung» im Wege steht und wie wir Vertrauen in uns und unseren Schützling aufbauen können, bekommen wir Probleme, weil der Hund sich so anders verhält, als wir uns dies gerade wünschten.

Je nach Rasse bekommt man dann Ratschläge von «Fachleuten» wie: «Dem musst du zeigen, wer der Chef ist», «Du bist der Alpha!», «Er testet seine Grenzen aus»,

«Diese Rasse braucht eine starke Hand» oder sonstigen Müll zu hören.

Die Idee, Hunden Angst und Panik einzuflößen um dann zu glauben, sie würden besser mit dem Peiniger kooperieren, kann nur unwissenden Menschenköpfen entstammen. Noch schlimmer sind Diejenigen, welche ungeprüft, ohne eigenes Wissen und ohne kritisches Hinterfragen einem selbst ernannten Guru glauben und mal am eigenen Hund «ausprobieren» lassen, ob die Vorschläge etwas bringen.

Dass der Hund kein Staubsauger ist, an dem man mal etwas ausprobieren kann, ist in diesem Moment für den gefühllosen Hundehalter egal. Er sieht, dass der Hund irgendwie reagiert, kann aber in seinem Herzen keine Regung fühlen, außer der Bewunderung für den agierenden Brutalo.

Die flehenden Hundeaugen lassen ihn kalt, denn ER weiß ja, was er tut.

Ist es in der heutigen Zeit nicht unglaublich, dass Menschen ihre «Lieblinge» auf den Rücken werfen, auf den Boden drücken, würgen, treten, anschreien oder am Nackenfell schüttelnd in Todesangst versetzen um ihnen beizubringen, dass der sich so gebärdende Elternteil ernst genommen werden soll und sich so Respekt verschaffen will?

Es ist gerade so, als würde ein Psychiater seinen Patienten würgen, schütteln und schlagen, in der irrigen

Annahme, ihn damit psychisch heilen und unterstützen zu können.

Wahrscheinlich ist jedem einigermaßen normal denkenden Menschen klar, dass man mit solchen Methoden keinen einzigen Wolf zum Freund zähmen könnte. Wieso also sollten sie für Hundegehirne anders zu verarbeiten sein? Es macht es noch schlimmer, denn der Hund ist in unser Leben gezwungen, er ist uns ausgeliefert, wenn Beobachtende keine Meldung machen und dem betreffenden Hund zu seinem gesetzlichen Recht verhelfen.

Hunde, die Menschen gebissen oder verletzt haben, sind oftmals depriviert, falsch konditioniert und handeln meist aus Angst heraus. Angst, um ihre Unversehrtheit. Sie sind dankbare Opfer für Vorführzwecke mieser Hundetrainer.

Zur Therapie kommt ein «Hunde-Versteher», der den betreffenden Hund so lange provoziert und ihm Angst macht, bis der so gepeinigte Vierbeiner in die Enge getrieben wird und aus Verzweiflung zupackt. Und dann wird groß kommentiert, dass der Hund brandgefährlich sei und euthanasiert würde, wenn er nicht therapierbar sei. Also, der arme Hund muss ungeschützt und ohne eine Wahl zu haben, Qual und Schmerzen erdulden, damit das Publikum sieht, wie gefährlich er ist und dass es ja alles nur zu seinem besten geschieht.

Glaubt das wirklich jemand?

Worauf will der Hundehalter also stolz sein? Darauf, dass der Hund so große Angst vor ihm hat? Vielleicht macht der Hundehalter seinem Hund Angst, weil er selber so große Angst hat, verletzt zu werden, körperlich oder mental? Diese Angst ist berechtigt, wenn man so mit einem Lebewesen umgeht.

Freundschaft sieht anders aus.

Da hört man zu, macht sich Gedanken, möchte das Beste für seinen Freund und versucht, ehrlich authentisch, liebevoll und unterstützend zu sein und vor allem bemüht man sich, die richtigen Worte zu finden, um dem anderen zwar die eigene Meinung zu vermitteln, aber ihm damit nicht weh zu tun.

Ingrid Blum

Hundetrainerin

www. hundeschule-fee.ch

Über Psychopathen, Alpha-Wellen und Hundeohren

2018 wurden die in Deutschland lebenden Psychopathen auf rund 500.000 geschätzt, tatsächlich sind es sicher mehr. Sie sind skrupellos, manipulativ und ohne jegliches Mitgefühl für ihre Umwelt. Sie haben keine Angst vor Strafe. Und sie empfinden nichts.

Anders kann man es sich kaum erklären, das verhaltensauffällige Benehmen mancher Hundeführer ihren wehrlosen Tieren gegenüber.

Oder wie würden Sie das nennen, wenn jemand seinen eigenen Hund ins Ohr beißt, um ihn gefügig zu machen?

Man denkt zuerst an einen sehr schlechten Scherz.

Allein, es ist die traurige Wahrheit.

Googeln Sie mal im Netz nach „Hund ins Ohr beißen". Sie werden staunen! Ein paar Delikatessen des Wahnsinns habe ich hier aufgetischt. Es ist unglaublich, geradezu erschreckend gespenstisch, was man im 21. Jahrhundert im Namen des Alpha-Wolfes mit seinem Haustier so anstellt- und dafür auch noch mit Beifall und Zustimmung belohnt wird.

Aber lesen Sie selbst:

Tim weiß Bescheid: *"Ich lebe nun seit 17 Jahren mit Hunden zusammen. Meiner Meinung nach ist sanfte*

Gewalt sehr wichtig bei der Hundeerziehung. Bei Menschenkindern ist Gewalt deshalb nicht nötig, weil Kinder den Sinn z.B. eines Verbotes verstehen können.

Das kann der Hund leider nicht. Ein Hund ist ein Rudeltier, das feste Beziehungen innerhalb seines Rudels eingeht. Allerdings herrscht in jedem Rudel eine feste Hierarchie! Du als "Herrchen" musst unbedingt das Alphatier sein, damit dir der Hund nicht auf der Nase herumspringt, und vor allem: Damit du Spaß und Freude an und mit deinem Hund haben kannst. Z.B. habe ich bei meinem Hund nie eine Leine benötigt. Er gehorcht aufs Wort. Ich muss mir keine Sorgen machen das er mir wegrennt oder anderen Blödsinn macht. Erkauft habe ich mir diese Vorteile mit 2 Dingen:

1.: Ich liebe meinen Hund und behandle ihn gut, beschütze und heile ihn, füttere ihn, pflege ihn und gebe ihm (ganz wichtig) ausreichend Bewegung!

2.: Er weiß, dass ich der Boss bin! Wenn er stur ist, und nicht hört, gibt es einen Klaps auf die Schnauze. Hat er bewusst nicht auf wichtige Kommandos gehört, packe ich ihn auch mal unsanft im Nacken an, oder petze ihm in sein Ohrläppchen. Wird er z.B. beim Spielen zu wild, packe ich ihn ganz fest oder lege mich sanft auf ihn drauf, damit er spürt das ich stärker und schwerer bin als er, bis er sich beruhigt hat. (Außer er wird panisch. dann loslassen) Ab und zu nehme ich ihm beim Fressen auch seinen Napf weg und tue so als wollte ich zuerst essen! Das ist wichtig, weil es dem realen Verhalten im Rudel entspricht!!!

Wichtig ist: Den Hund nie verletzen! Keine Tritte und keine Schläge! Aber rein pädagogisch kann man einen Hund kaum erziehen. In einem echten Hunderudel geht es auch sehr unsanft zu! Schon die Mütter knappen ihre Welpen wenn sie zu wild werden. Im Nacken werden sie von der Mutter sogar umhergetragen. Deshalb kann man einen Hund hier auch mal kräftiger anpacken und festhalten. das tut ihm nicht wirklich weh. Die Alphatiere beißen bei der Futterrangfolge auch mal beherzt zu. Fazit: Zu einer artgerechten Haltung und Erziehung, gehört sanfte gemaßregelte und kontrollierte Gewalt. Natürlich kannst du positives Verhalten zusätzlich mit Leckereien, Lob, Spiel und Streicheleinheiten belohnen. (Nie zu viel Futterzeug, denn ein Hund muss auch ohne Aussicht auf Belohnung hören!!!) Ins Ohr beißen würde ich aber NICHT! Wenn du deinen Hund nicht gut kennst, oder er einen schlechten Tag hat, kann er dich dafür auch mal knappen. Und im Gesicht tut das dann höllisch weh. P.S.: Falls nicht bekannt: Knappen = schwaches Zubeißen, ohne Verletzungswillen!"

Tim schreckt also vor Gewalt bei seinen Hunden nicht zurück. Und er ist nicht alleine.

Gleiche Frage, ähnliches Antwortniveau von einem anderen Herrn, User StoffeLL klärt uns auf wie folgt:

"Beißen würd ich den Hund nicht, er könnte ansteckende Krankheiten haben, z.b Superaids, genau wie Aids aber noch besser. Also lieber schlagen, verbrennen oder anderweitig tollschocken um das Tier gefügig zu machen. Habe selber einen Altdeutschen stocklanghaar

Schäfer. Der hat anfangs auch rumgebellt, jetzt macht er schnapp auf kommando. War aber auch etwas Hundeschule dabei, was ich wirklich empfehlen kann. Muss auch gar nicht so oft hingehen um Fortschritte zu erziehlen."

User Daemon findet das auch durchaus in Ordnung: "Ja passt schon, is ok wenn deine mutter bello anknabbert.. das ist auch viel natürlicher als die Hundeschule, sowas gibts in der echten natur schließlich auch überhaupt nicht."

Und User Quaker legt noch ein Schäuferl nach: „Zieh ihm einfach am Ohr oder am Nackenfell so das es weh tut. Sobal er eine Aktion startet und kurz darauf Schmerzen folgen wird er dies nach ein paar mal einstellen oder gar gänzlich unterlassen. Und diesem Schmerz auch immer mit einem lauten einprägsammen Pfui kombinieren so das er dies auch in Zukunft mit Schmerz und unannehmlichkeiten verbindet.Die richtige Schmerzstärke ist erreicht wenn er kurz rumjault, da sollte man nicht zu zimperlich sein. Entweder will man einen Hund der einem gehorcht oder nicht.Nach 1-2 Wochen reicht es dann in der Regel lauthals Pfui zu rufen und er unterläst die Aktion die er grade nicht tun soll."

Gekrönt wird dieses Kapitel allerdings mit dem Ratschlag von Nick: „Am besten schlag ihn mit deinem Penis ins gesicht, er soll ja nicht handscheu werden..."

Das Beste kommt bekanntlich zum Schluss:
Püppchen_1990" fragt sich: *„Muss ich meinen Hund
besteigen? Meine Hündin ist jetzt 10 Monate alt und
macht alles mögliche...sie zerfetzt und zerfrisst ales was
ihr in den weg kommt...hört nur auf sitz und ist nicht
stubenrein...wenn sie was will ist sie lieb...aber meine
mama und meinen bruder beißt sie nicht...mich aber
schon...was kann ich tun um ihr klarzumachen das sie
mich nicht beißen darf???Hab schon alles versucht mit
schimpfen, bestrafen und ins ohr beißen...weiß nicht
weiter;vielen dank im vorraus"*

Liebe Leserin, geschätzter Leser, der einzige Alpha, der
wirklich existiert, ist nicht der Alpha-Wolf, sondern der
Alfa-Kurs. Den gibt es, damit Püppchen, Quaker,
Daemon und StoffeLL endlich lernen können, richtige
Sätze zu schreiben. Mit Hirn, denn wenn es schon mit
der Empathie nicht so richtig klappen will, dann
wenigstens mit der Rechtschreibung. Anmeldungen
jederzeit online unter: „Alfa-Zentrum"- Lernhilfe für
Alphabetisierungskurse".

Damit das Kapitel hier nicht so unerquicklich endet,
möchte ich etwas Erfreuliches aus der Alpenrepublik
berichten. Die Polizeihundeausbildung wurde auf den
neuesten kynologischen Stand gebracht.

Polizist zu sein ist ein harter Job. Menschenleben
schützen ist nichts für Weicheier! Diese Tage noch
weniger als je zuvor. Terror wohin das Auge blickt. Mit
dabei der beste Freund des Menschen, der im Ernstfall
hundertprozentig abrufbar sein muss. Früher war die

Ausbildung der Polizeihunde ebenfalls nichts für Waschlappen: "Harte Männer, harte Hunde" hieß es da.

Die Junghunde hatten nichts zu lachen, in der Ausbildungszeit nicht und später auch nicht. Hunde wurden mit Kettenwürger und Teletac „abgerichtet", mit Schlagstöcken mannscharf gemacht; sie wurden „abgehärtet" und kannten nur Gewalt. Man kann sicher sein, dass nicht sehr zimperlich mit ihnen verfahren wurde. Diese Ära ist nun in Österreich endlich zu Ende gegangen. Denn Gott sei Dank hat in letzter Zeit ein Umdenken stattgefunden: Anstatt Junghunde hart zu trainieren, beginnt nun die Polizeischule für Vierbeiner im Außendienst bereits im zarten Welpenalter. Und zwar ohne Gewalt, nur mit positiven Anreizen! Jegliche gewaltsame Methode wird abgelehnt. Es zeigt sich, dass Lob und Anerkennung und das Werfen ziemlich vieler Wattebäuschchen nachhaltiger wirken als Tadel. „Es ist in der Hundeausbildung- denke ich- generell ein irrsinniges Umdenken", sagt die Salzburger Polizeihundeführerin Stefanie Rieger, „Der Hund lernt viel besser und zuverlässiger, wenn er über die positive Verstärkung und das Spiel lernt, weil der Hund seine Arbeit dann gern macht, weil er belohnt wird dafür.".

Wenn es für die harten Hunde der Polizei reicht, liebe Tierfreunde, sollte es dann nicht erst recht für den eigenen Wauwau ausreichend sein? Liegt es vielleicht doch nur an der Verblendung des Fernsehens, wenn Fans nicht kapieren wollen, dass es auch ganz ohne Gewalt ginge? Wo es doch nun sogar die

Polizeihundeführer vormachen, dass man einen Hund weder verletzen noch treten, würgen, schlagen, boxen oder anzischen muss, um ihn zu führen oder ihm etwas beizubringen?

Dass man Hunde weder an einer Plastikschnur durch die Luft wirbeln, noch auf sie draufspringen und sie niederknüppeln muss, bis sie luftringend und mit Todesangst im Blick erniedrigt und verletzt letztendlich wie willenlose Roboter gehorchen? Aus purer panischer Angst vor dem nächsten verharmlosten "Trittchen" in die Weichteile, dem nächsten Niederbrüllen, dem nächsten Leinenruck, der die Wirbelsäule schwer schädigt, das Tier traumatisiert und zusätzlich noch falsch konditioniert?

Weil wirklich jeder Neandertaler mit Keule einen Hund mit Gewalt gefügig machen kann. Das ist keine große Kunst. Das ist Tierquälerei.

Oder denken Sie ernsthaft, dass Polizeihunde im Einsatzstress zuverlässig gehorchen würden, wenn die positive Methode nicht wirkt?

Und jetzt? Gehen ihnen endlich die Argumente aus, den Anhängern der Gewalt?

Wo sich sogar die Hundetrainer der Polizei gegen die Dominanz-Methode aussprechen? Weit gefehlt. Man huldigt weiterhin dem Alpha-Mythos. Wer die ganze Palette der Argumente gegen Gewalt an Hunden nachlesen, sowie die elitäre Klientel eingefleischter Millanistas erleben möchte, der werfe im Netz einen

Blick auf diverse Flüsterseiten. Schauen Sie sich die Bilder angstgeweiteter Hundeaugen gut an, die im Namen irgendeines Alphas die Hölle auf Erden erleben. Schauen Sie gründlich hin.

Ich erzähle Ihnen inzwischen, was in Ihrem Gehirn passiert, wenn Sie solche Bilder sehen. Falls Sie vorher ein gutes Gespräch mit einer Freundin geführt haben, Musik hörten, Ihren Tee tranken oder einen gesunden Waldspaziergang machten, sich Ihr Gehirn also in einer absolut kreativen, entspannten Phase befand und Ihre Gehirnzellen sich gut vernetzen konnten, sterben beim Anblick der Gruselbilder diese neu vernetzten Nervenzellen augenblicklich wieder ab. Noch während Ihre Augen die Qualen der Hunde sehen! Warum das so ist, ist schnell erklärt. Wir Menschen sind optische Typen und was wir sehen, egal ob im echten Leben, in der Zeitung oder im Film, nimmt unser Gehirn immer als „Realität" wahr. Selbst wenn Sie einen Horrorfilm sehen, denkt Ihr Gehirn, es handelt sich tatsächlich um echte Zombies. (Das ist übrigens einer der vielen Gründe, warum hochsensible Menschen niemals Horrorfilme schauen.) Wenn wir Grauen ansehen, leben wir mit. Darum schauen auch so viele Menschen lieber weg. Haben wir etwas Neues gelernt, braucht das Gehirn eine Pause. Füllen wir die Pause jedoch mit etwas emotional Positivem oder Negativem, wird das im „Zwischenspeicher" Aufbewahrte gelöscht. Es verschwindet, denn aufwühlende Emotionen löschen das im Kurzzeitgedächtnis Gespeicherte und machen uns lernunfähig. All das gilt auch für die Lern- und

Gedächtnisfähigkeit unserer Fellfreunde! Wenn ein Hund in der Hundeschule dabei zusehen muss, wie ein anderer vermöbelt wird, geht es ihm wie uns bei einem Horrorfilm: Alles neu Gelernte ist weg.

Wer Fotos und Videos vom Hundeflüsterer und seinen Opfern sieht und immer noch behauptet, es handle sich bei der Alpha-Methode nur um „flüstern", der ist in meinen Augen eine verachtenswerte Kreatur, aber von einem Menschen meilenweit entfernt. Warum tatsächlich so viele Fans steif und fest darauf beharren, dass El Patròn der Held der Hundewelt ist, kann mit dem fehlenden Offline-Modus erklärt werden. Den meisten Menschen ist die Fähigkeit des Tagträumens, des Abschaltens und Entspannen des Gehirns, abhandengekommen, sie halten Nichtstun für ineffizient und für unnötige Zeitverschwendung. Sie sind ständig online, haben völlig verlernt, sich selbst zu spüren und haben dadurch leider nachweislich jegliche Empathie verloren. Dadurch entsteht ein Teufelskreis: Spürt man sich selbst nicht mehr, spürt man auch die Bedürfnisse anderer nicht. Man übernimmt unreflektiert fremde Meinungen, bemerkt überhaupt nicht mehr, ob das Gegenüber zurechtkommt und hat zudem ganz genaue Vorstellungen, wie der Hund zu funktionieren hat. Solche Menschen nennt man neuerdings nicht einfach „ungut", die heißen nun FOMOS. Die Angst, in der Freizeit etwas zu verpassen und niemals off zu gehen lässt ihre Nervosität steigen und ihre Zufriedenheit rapide sinken. Sehr oft projizieren solche Hundehalter ihre eigenen Versagensängste auf ihr Tier, das ja bekanntlich immer seinen Menschen spiegelt.

Das Gehirn muss aktiv und positiv stimuliert sein, um komplexe Denkprozesse zu begreifen und hohe Alphawellen zu erzeugen. Dass dies niemals im Angstmodus erfolgen kann, dürfte mittlerweile sogar ein Schaf begriffen haben. Nur Millanistas hinken wie immer ein wenig hinten nach. (So ein oder zwei Jahrtausende, nicht mehr.) Nur durch das Belohnungssystem Dopamin können sich neue Neuronen vernetzen, kann das Gehirn wachsen und das Säugetier lernen. Wir leben aber in einer Welt, in der die Alpha-Spezies in der Überzahl ist, daher zählt niemals der Weg, es zählt nur wie lange man gebraucht hat. Es zählt nicht das Wie, sondern das Wann. Es gibt kaum Lob, Erfolge werden nicht gebührend gefeiert, sondern immer nur abgewertet.

„Er kann zwar Sitz, aber Platz hätte er eigentlich auch schon längst kapieren müssen!"

Es gibt immer nur Hinweise auf die Schwäche, auf das Nicht-Können, auf das Fehlende, es zählt nur die Zahl, nicht das Bemühen! Daran muss gearbeitet werden, wenn man Hunden beibringen will, sich wie kleine Menschen zu verhalten, denn genau das ist das Ziel unserer dominanten Wegwerf-Kultur: Hunde dürfen schon lange nicht mehr Hund sein. Deshalb konnte die Alpha-Lüge bis heute blühen und gedeihen.

Auch dass Menschen stets ihre Rangordnung und Rudelstellung innerhalb der kleinsten Menschengruppe ausleben müssen und ihre Hunde (die nachweislich keine Rudeltiere sind) sofort ins System der Rangordnung einbeziehen, trägt mit Schuld an der Misere der Hundewelt. Tatsächlich leben wir in einer Zeit, in der ununterbrochen bewertet und gemessen wird. Wissen wird nicht weitergegeben, es wird einer artfremden Spezies brutal aufgedrängt. Wenn diese sich wehrt, brennt der Hut und man spricht von Red-Zone-Hunden. Es ist nicht egal, was wir erleben und wie wir lernen und lehren. Jede kleinste geistige Aktivität hinterlässt Spuren im Gehirn und diese Spuren beeinflussen alle zukünftigen Handlungen. Auch das Lesen dieses Buchs verändert gerade Ihr Gehirn. Denken wir zurück an den Versuch mit den beiden Ratten, kann man mit Sicherheit davon ausgehen, dass es nicht die traumatischen Erfahrungen selbst sind, die den Stress verursachen. Es ist die Tatsache, dass die zweite Ratte keine Kontrolle über das Geschehen hat. Die Unmöglichkeit, einer Situation zu entkommen, verursacht diesen krankmachenden Stress. Das Szenario des Scheiterns endet damit, dass das betroffene Lebewesen (Hund wie Mensch) jegliche Selbstkontrolle völlig verlernt und die Kontrolle an andere abgibt.

Dadurch entsteht aus einem kreativen, fröhlichen Säugetier eine willenlose Amöbe auf dem Niveau einer Maschine. Das ist das Ergebnis der Alpha-Methode. Hunde, die wie Sklaven gehorchen, die alles tun, was man ihnen befiehlt; gebrochen, seelenlos, verstörend leer. Tierische Reflexautomaten.

Die gesundheitlichen Folgen auf dem Weg dorthin sind vielfältig und reichen von Bauchschmerzen, Koliken, Übelkeit, Erbrechen, Unruhe, Angstzuständen und Schlaflosigkeit bis zu dauergestressten Nervenzellen im Hippocampusbereich, die vom Absterben bedroht sind. Der Blutdruck steigt, das Herz rast, Magengeschwüre entstehen und Muskelschwund stellt sich ein. Das Immunsystem befindet sich in Kellernähe, im schlimmsten Fall sind schwere Infektionskrankheiten und Krebs die Folgen. Dass im Gehirn unter diesen Umständen keinerlei Vernetzung mehr stattfindet und Nervenzellen absterben, sei hier nochmals erwähnt.

Was sagt das österreichische (und auch das deutsche) Tierschutzgesetz zu diesen „Erziehungsmethoden", zum mediengeilen Abrichte-Rummel diverser Flüster-Friends? Was steht in den Paragraphen, wenn jemand Hundehalter öffentlich dazu anstiftet, Hunden die Nahrung völlig vorzuenthalten, sie mittels Würgeband, schmerzhaftem Erziehungsgeschirr oder Tritten maßzuregeln? Dabei ihre seelische und körperliche Unversehrtheit täglich aufs Spiel setzt, sie ständig ihren größten Ängsten ausliefert, bis sie dadurch ernsthaft krank werden, sie ignoriert, wenn sie Schutz suchen, ihnen lebenswichtige Ressourcen entzieht, indem man ihnen während des Fressens unentwegt die volle Futterschüssel wegnimmt? Sie aus dem Hinterhalt schlägt, boxt, tritt, anrempelt, sie anzischt (wie nur ein

Vollidiot es machen kann), mit Wasser oder Zitronensaft bespritzt, sie anbrüllt, herumkommandiert, sich auf sie draufsetzt, sie zu Boden wirft, sie bewusstlos würgt, mit einer Maulschlinge knebelt, ihr Maul zuhält, sie in angsterfüllten Situationen nicht nur völlig alleine lässt, sondern diese auch noch absichtlich herbeiführt?

---

§ 5. (1) Verbot der Tierquälerei:

Es ist verboten, einem Tier ungerechtfertigt Schmerzen, Leiden oder Schäden zuzufügen oder es in schwere Angst zu versetzen.

---

(2) Gegen Abs. 1 verstößt insbesondere, wer

1.Züchtungen vornimmt, bei denen vorhersehbar ist, dass sie für das Tier oder dessen Nachkommen mit Schmerzen, Leiden, Schäden oder Angst verbunden sind (Qualzüchtungen)...wesentlich beeinträchtigen oder eine erhöhte Verletzungsgefahr bedingen:

2.*die Aggressivität und Kampfbereitschaft von Tieren* durch einseitige Zuchtauswahl oder *durch andere Maßnahmen erhöht;*

3.a)*Stachelhalsbänder, Korallenhalsbänder oder elektrisierende oder chemische Dressurgeräte verwendet oder*

b)*technische Geräte, Hilfsmittel oder Vorrichtungen verwendet, die darauf abzielen, das Verhalten eines*

Tieres durch Härte oder durch Strafreize zu beeinflussen oder

c)*Halsbänder mit einem Zugmechanismus verwendet, der durch Zusammenziehen das Atmen des Hundes erschweren kann;*

4.ein Tier auf ein anderes Tier hetzt oder an einem anderen Tier auf Schärfe abrichtet;

5.Tierkämpfe organisiert oder durchführt;

6.*Hunderennen auf Asphalt* oder anderen harten Bodenbelägen veranstaltet;

7.*einem Tier Reiz- oder Dopingmittel zur Steigerung der Leistung* von Tieren, insbesondere bei sportlichen Wettkämpfen oder ähnlichen Veranstaltungen, *zuführt;*

8.ein Tier zu einer Filmaufnahme, Werbung, *Schaustellung oder ähnlichen Zwecken und Veranstaltungen heranzieht, sofern damit Schmerzen, Leiden, Schäden oder schwere Angst für das Tier verbunden sind;*

9.*einem Tier Leistungen abverlangt, sofern damit offensichtlich Schmerzen, Leiden, Schäden oder schwere Angst für das Tier verbunden sind;*

10.ein Tier Temperaturen, Witterungseinflüssen, *Sauerstoffmangel* oder einer *Bewegungseinschränkung aussetzt und ihm dadurch Schmerzen, Leiden, Schäden oder schwere Angst zufügt;*

11.*einem Tier Nahrung oder Stoffe vorsetzt, mit deren Aufnahme für das Tier offensichtlich Schmerzen, Leiden, Schäden oder schwere Angst verbunden sind;*

12.*einem Tier durch Anwendung von Zwang Nahrung oder Stoffe einverleibt, sofern dies nicht aus veterinärmedizinischen Gründen erforderlich ist;*

13. die **Unterbringung, Ernährung und Betreuung** eines von ihm gehaltenen Tieres in einer Weise vernachlässigt oder gestaltet, dass für das Tier **Schmerzen, Leiden oder Schäden verbunden sind oder es in schwere Angst versetzt wird;**

14.ein Heim- oder Haustier oder ein gehaltenes nicht heimisches Wildtier **aussetzt oder verlässt**, um sich seiner zu entledigen;

14a.ein in Gefangenschaft gezüchtetes Wildtier aussetzt, das zum Zeitpunkt des Aussetzens in freier Natur nicht überlebensfähig ist;

15.lebenden Tieren Gliedmaßen abtrennt;

16.Fanggeräte so verwendet, dass sie nicht unversehrt fangen oder nicht sofort töten,

17.an oder mit einem Tier eine geschlechtliche Handlung vollzieht.

All diese Dinge sind gesetzlich verboten!

Aber dennoch geschehen alle hier deutlich markierten Dinge immer noch öffentlich, in Liveshows oder in

aufgezeichneten Fernsehflüsterfolgen, vor dem begeisterten Publikum!

All diese Dinge sind, subjektiv betrachtet, sowohl den Betreibern der Fernsehsender als auch in den geschätzten Redaktionen diverser Hundezeitungen wohlbekannt, deren Redakteure sich vor dem Zorn erboster Alpha-Anhänger oder deren Anwälten fürchten. Man behält lieber Flüster-Fans als Leser, statt endlich in Sachen Tierschutz brauchbare Öffentlichkeitsarbeit zu leisten!

Sie **alle** machen sich dadurch meiner Meinung nach **mitschuldig,** gegen §5 verstoßen zu haben.

Ich verurteile jeden einzelnen Redakteur, der die Macht hätte, darüber zu berichten und es lieber bleiben lässt, weil ihm der Arsch auf Grundeis geht.

Es sind die Tierquäler, die sich vor dem Gesetz verantworten müssen, werte Damen und Herren der Medienlandschaft! Die, denen man den Hof macht! Nicht die, die darüber den Mund aufmachen! Und während ich mich auf die Suche nach intelligentem Leben begebe, welches wahrscheinlich in den unendlichen Weiten des Weltalls eher anzutreffen ist als unter Dominanzanhängern auf Mutter Erde, können Sie inzwischen in Ruhe die Geschichte vom kleinen Bären lesen.

Mein kleiner Bär

Mein Bär kam aus dem hohen Norden als kleiner Welpe in mein Leben gestapft und hat es so ziemlich auf den Kopf gestellt. Als pflichtbewusste Ersthundehalterin wollte ich natürlich alle Vorgaben erfüllen und habe mich bei meinem Tierarzt nach einer Hundeschule erkundigt, bei welcher ich mit meinem Bären die erforderlichen Sachkundekurse besuchen konnte. Er schickte mich zu einer, nach seiner Aussage, sehr empfehlenswerten Hundeschule in die Welpen-Spielgruppe.

Ich greife kurz vor und sage an dieser Stelle, dass ich den Tierarzt und die Hundeschule nach drei Monaten verlassen habe.

Mein kleiner Welpibär sollte dort mit einem Haufen fremder Welpen spielen, das sei ganz normal, erklärte man mir, das müsse unbedingt sein, um ihn richtig zu sozialisieren. Gut, es ging nicht lange, da war mein Kleiner wohl total überfordert, was ich damals leider nicht gesehen habe, da mir immer wieder gesagt wurde, das sei alles ganz normal.

Die müssen es doch wissen, die sind doch Profis, oder?

Irgendwann fing mein kleiner Bär an, sich zu wehren, wenn die Meute auf ihn losrannte, er war stark und auch groß genug, um sich durchzusetzen. Die Spielgruppenleiterin hat ihn dann oft einfach gepackt

*und weggezerrt und ihn angeschrien. Um mir darauf hin
zu sagen, da müssten wir aufpassen, der sei jetzt schon
sehr dominant.*

*In den darauffolgenden Junghundekursen sollte er dann
lernen, schön an der Leine zu laufen, auf demselben
Platz, auf dem er zuvor mit anderen Hunden
umhertoben sollte. Er sollte lernen, Kommandos
auszuführen, Menschen und Hunde, die anwesend
waren zu ignorieren und immer brav auf mich zu
schauen - auf mich, die ihn zuvor mit der Meute alleine
gelassen hat, weil die Trainerin mir sagte: „Hilf ihm bloß
nicht, der muss da durch!"*

*Auch musste er lernen, sich überall anfassen zu lassen,
damit es dann beim Tierarzt auch klappt. Die Trainerin
hat das der ganzen Gruppe vorgeführt, an unserem
kleinen Bären, hat ihn, trotz seines Weinens und seiner
Angst, auf die Seite gelegt und ihn da festgehalten. Auf
meine verzweifelte Frage, ob man ihm denn nicht ein
bisschen Zeit lassen sollte und ob ich das nicht besser
mit ihm üben soll, hieß es nur: „Der muss da durch."*

*Als er dann anfing in den Kursen zu bellen, sich
überhaupt nicht mehr konzentrieren konnte und immer
sehr aufgedreht war, fing die Trainerin an, ihn mit
Wasser zu bespritzen. „Das musst du auch zu Hause
tun", sagte sie mir, „der muss jetzt lernen, wer der Chef
ist. Und wenn er zu wild mit seinen Zähnen zupackt beim
Spielen, dann drück ihm die Lefzen zwischen die Zähne,
dann hört er dann schon auf."*

Ich gebe zu, ich habe ihn zu Hause ein paar Mal mit Wasser bespritzt, als er - meiner damaligen Ansicht nach - grundlos bellte. Da es aber erstens nichts nützte und zweitens ich ein unbeschreiblich blödes Gefühl dabei hatte, ließ ich das wieder. Die Lefzen habe ich ihm zum Glück nie zwischen die Zähne gedrückt.

Als es mit ihm dann immer schwieriger wurde, alle anderen Hunde in der Gruppe schon so schön Fuß laufen konnten, auf Abruf sofort kamen und überhaupt ganz brav ihre Halter anhimmelten und mein Bär das alles einfach nicht gemacht hat, hat mir die Trainerin gesagt, das hätte keinen Wert, wenn ich weiter komme, ich würde ja doch nicht umsetzen, was sie mir sage. Da der Sachkundekurs eh zu Ende war, wollte ich sowieso nicht mehr dahin mit ihm. Ich hatte die Nase voll von all den vorwurfsvollen Blicken und dem Getuschel: „Die hat ihren Hund ja überhaupt nicht im Griff!"

Ich verließ also diese Hundeschule und gleichzeitig auch den Tierarzt, weil mein schlechtes Gefühl einfach zu stark wurde - und kam dann leider, nach einer kurzen Pause, vom Regen in die Traufe.

Denn als der kleine Bär nun nicht mehr so klein war, mit ca. sieben Monaten, stieß ich durch Zufall auf jemanden, der sich sehr für den Bär interessierte, da ihm diese nordische Rasse gefiel und wir kamen ins Gespräch. Ich erzählte ihm davon, dass ich eigentlich nicht so recht weiter wisse, denn mein Bär tanzte mir buchstäblich auf der Nase herum, so empfand ich es damals. Was ich damals noch nicht wusste, war der triftigste Grund dafür, dass er viel zu wenig Ruhe hatte und ich so unberechenbar war.

Item, der Typ hat mich dann an einen, nach seiner Aussage, absoluten Top-Hundetrainer verwiesen, der mir ganz bestimmt helfen könne, weil er auch mich trainieren werde.

Gut, also probieren wir es noch einmal, dachte ich, und habe mich bei diesem Trainer gemeldet. Ich werde mich jetzt kurz fassen, da alleine diese anderthalb Jahre, in der mein Bär und ich durch die Dunkelheit wateten, ein Buch füllen könnte. Ein Buch über nachfolgenden Hundetrainer, der wohl seine Minderwertigkeitskomplexe an den Hunden auslassen musste. Einer, der andere klein machen muss, um selber groß zu sein - nicht nur die Hunde, auch die Menschen. Einer, der sich nicht die Bohne für das wahre Wesen der Hunde interessiert und einem Hund auch absolut nichts zutraut. Ein paar Beispiele, was wir so erlebt hatten, erzähle ich hier.

Alles Übel läge an mir, hat der Trainer gesagt, womit er ja grundsätzlich recht hatte, nur hat er dann leider gar nicht im Sinne des Hundes gehandelt.

Ich müsse härter werden, ich hätte ein zu weiches Herz, mein Bär würde mir dauernd vor die Füße spucken und ich ließe das auch noch zu. Mein Bär nutze jede Gelegenheit aus, um mir eins auszuwischen. Tja, alleine aufgrund dieser Aussagen hätte ich sofort die Flucht ergreifen müssen. Aber das wusste ich damals noch nicht, es kam nur so ein Gefühl in mir auf: habe ich mich wirklich so getäuscht? Ist es wirklich so, dass man mit seinem Hund in militärischem Drill zusammenleben muss? Vielleicht haben die ja doch recht, die Trainer, die wir bis jetzt hatten, sagten doch schließlich alle dasselbe.

Dann riet er mir, nur ein Halsband zu verwenden (was ich nie getan habe, wir blieben beim Brustgeschirr, immerhin), denn dann würde er die „Leinenimpulse" (wie er die gefährlichen Leinenrucks nannte) um bei Fuß laufen zu lernen, besser wahrnehmen.

Leider habe ich ihm meinen Hund überlassen, wenn er mir etwas zeigen wollte. Er ruckte an der Leine, bespritzte ihn mit Wasser, wenn er bellte. Und er bellte viel, eigentlich fast immer. Und ich taube Nuss habe nicht verstanden, was er mir sagen wollte: nämlich, dass das nicht gut ist! Gar nicht! Ich hab's auch nicht verstanden, als er nicht mehr Autofahren wollte, auch nicht, als er im Auto immer zitterte.

Es tut mir im Herzen weh, das hier alles zu beschreiben und ich schäme mich zutiefst.

Und doch habe ich damals immer noch gedacht, wir erreichen vielleicht doch etwas, die Profis wissen doch, was sie tun.

Ein anderer Trainer dieser Hundeschule hat meinem Bären sogar mal einen Schlüsselbund nachgeworfen. Und immer wieder hieß es, du hast deinen Hund nicht im Griff. Und es hieß, dein Hund ist aggressiv, denn als er in die Pubertät kam, entwickelte sich auch eine tiefe Abneigung gegen alle anderen Hunde. Dass dies so war, weil er bis dahin schon so viel Kacke erlebt hatte und weil ihm auf diesen Hundeplätzen einfach alles zu eng und zu nah war, das wusste ich damals noch nicht.

Also haben wir weiterhin geübt, wie wir Hunde kreuzen und er schön bei Fuß neben mir läuft und mich anschaut. Was er nie gemacht hat, nie! Kein Wunder! so haben diese Leute ihn dort abgestempelt. Und jeden anderen Hund hat er mit einer Vehemenz verbellt und verknurrt, das einem richtig mulmig wurde. Dass er das tat, weil er Angst hatte, wusste ich damals auch noch nicht, denn er war ja aggressiv, oder? Auch wenn er Zuhause der reinste Schmusebär war und sich niemals gegen mich gewendet hat.

Wir haben also, immer widerwilliger, weiter Unterordnungsübungen und sonstigen manipulativen Quark gemacht, immer auf Funktion getrimmt, Fährtenarbeit, bei der wir unter jeden Schritt ein Leckerchen legen mussten, damit der Hund lernt, auf der Fährte zu bleiben (ich fass mir an die Stirn), Lawinentraining, in dem wir uns in einem Iglu verstecken mussten, während der Hund zusah, und uns dann suchen musste (ich könnte lachen, wenn's nicht so traurig wär).Und dann kam es sozusagen zum Super-Gau. Ein Dobermann-Rüde, der in der gleichen Militärgruppe war wie wir, bekam sein Spielzeug geschossen, in die Richtung, in der wir standen. Ich weiß bis heute nicht, ob das Absicht war, ist aber auch egal.

Der Dobi verfolgt sein Spielzeug, mein Bär sah nur, da rennt einer direkt auf uns zu. Bär riss sich los und fiel den Dobermann an, die beiden verkeilen sich und es wurde laut und sehr unschön. Unser Trainer, der so gerne Alpha-Wolf und Chef war, kriegte meinen Bären zu packen, trug ihn weg und warf ihn mit einem riesen Schwung auf den Rücken - er hat ihn sehr weit weggetragen von mir und ich kam leider nicht unmittelbar zu ihm, auch weil ich noch in einer gewissen Schockstarre war. Er kniete da also auf meinem Bären, der übrigens verzweifelt winselt und schrie und drückte ihn zu Boden. Als ich mich endlich in Bewegung setzte, rief ich ihm zu: Lass ihn sofort los. Und er meinte nur: Der bleibt jetzt unten, bis er sich ergibt, jetzt wird er es mal lernen.

Ich ging hin, sagte wohl leise und sehr bestimmt: Es ist genug! Endlich ließ er von meinem weinenden Bären ab, ich schnappe mir meinen Hund und ging.

Endlich, endlich, endlich ging ich, und zwar endgültig. Ich habe an diesem Tag literweise Tränen vergossen, ich wusste überhaupt nichts mehr, nur, dass es so ganz sicher nicht sein kann und dass es ganz sicher auch anders geht.

Daraufhin habe ich mich intensiv umgeschaut und mir Bücher bestellt und Menschen gesucht, die mit Hunden in Freundschaft leben, und nicht im militärischen Drill.

Ein halbes Jahr haben wir dann gar nichts gemacht, was das Beste war, was ich bis dahin mit meinem Bären gemacht habe. Und dann sind wir auf eine wunderbare Frau gestoßen, die wirklich Menschen coacht, damit deren Hunde in Frieden und bedürfnisgerecht leben dürfen.

Und endlich hat mir jemand bestätigt, was mein Gefühl mir schon lange versucht hat zu sagen - und mein Bär auch.

Alles wurde gut, wir kamen zur Ruhe, die schlimmen Gedanken, mein Hund könnte aggressiv sein, wurden gelöscht, ich lernte endlich, was ein Hund ist und was seine Bedürfnisse sind und dass es sich ganz wunderbar in Freundschaft zusammenleben lässt.

Der Wuschelbär hat mir gezeigt, dass die 08/15-Wege nicht die sind, die den Schlüssel zum gemeinsamen Glück bringen. Er hat es mir eigentlich von Anfang an ganz deutlich gesagt. Und ich habe es viel zu lange nicht verstanden, war zu unsicher. Durch ihn und mit ihm durfte ich mich entwickeln, ich habe einiges an Selbstsicherheit gewonnen und gelernt, dass ich mich auf mein Bauchgefühl verlassen kann. Und ich bin mittlerweile so intensiv mit meinem Bären zusammengewachsen, dass ich jeden Tag weinen könnte vor Glück, dass ein solcher Hund in mein Leben gekommen ist.

Einer, der sich nicht verbiegen lässt, der nicht kopflos einem Kommando folgt, der einen eigenen, starken Willen hat und einer, der ein treuer, verlässlicher Freund ist, wenn man ihn annimmt, wie er ist und sich wie sein

Freund verhält. Durch mein Lernen und meine Entwicklung, kann mein Bär heute wieder ohne Angst Autofahren, weil wir nur noch an schöne Orte hinfahren. Er ist entspannt geworden, er hört mir zu und vertraut mir. Und es gibt echt kein schöneres Gefühl, als wenn einem sein Hund vertraut.

Fremde Hunde mag er immer noch nicht. Und das muss er auch nicht. Er ist zwar viel gelassener heute, aber er weiß ja auch, dass ich schon darauf achte, dass uns keiner zu nahekommt.

Heute würde ich alles, einfach alles, anders machen. Angefangen beim Grundstein allen Übels, der Welpenspielgruppe. Niemals mehr würde ich das einem Hund zumuten, was mein Bär erlebt hat. Darum kämpfe auch ich seither gegen die Alphawolfmethode. Darum schreibe ich diese Geschichte auf, damit sie eurem Hund nicht passiert.

Y.F.

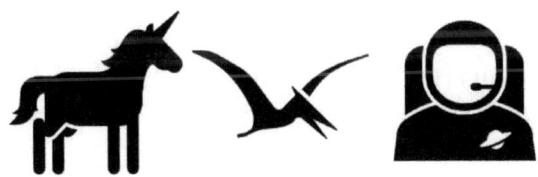

Babytalk mit dem Zuckergoschi

„Bist du das feine Hundibutzi?", hat die nette Dame meinen alten Hund immer gefragt, „Wie heißt denn duuuuuu?". Gut, es ist nicht unbedingt dieser aktuelle adoptierte Hund, der sowas gefragt wird, es war einer davor. Ein schöner weißer Golden Retriever aus gutem Haus, so einen feschen, menschenfreundlichen Kerl sprach man halt gerne auf der Straße an. Meinen neuen, den Malamute-Husky-Mischling fragen die Nachbarn nichts mehr, dafür aber mich, eher von der Ferne aus einer gewissen Belldistanz heraus „Jö, jetzt ist er aber schon seeeehr brav geworden, gell?". (Selten, dass einer noch ein "Du bist aber schon ein feines Hundi!" hinzufügt.) Ja, ist er. Und er ist auch wirklich ein sehr feines Hundi geworden. Hat nur einige Zeit gedauert, aber es wurde, ganz ohne Gewalt und sonstige Rezepte des Wahnsinns. Mein ehemaliger Straßenköter-Ketten-Zwingerhund mit Migrationshintergrund pfeift nun endlich drauf, laut schreiend der Welt seine geschätzte Meinung ungefragt mitzuteilen. Mittlerweile stänkert er nur mehr aus dem Autofenster heraus Hunde an. Damit kann ich leben. Er auch. Aber zurück zum feinen Hundibutzischnutziwutzi. Warum reden Menschen mit Hunden wie mit Babys in der Babysprache? Dazu gibt es eine brandneue Studie. Die Studie führt das Verhalten der Zweibeiner in Sachen seltsamer, verbaler Brabbel-Kommunikation nicht nur auf das Kindchenschema zurück, sondern „es sei einfach ein genereller menschlicher Impuls bei der Verständigung mit Tieren (und Babys), da diese nicht auf den Inhalt des Gesprochenen reagieren, sondern auf die Intonation und den Rhythmus des Gesagten. Bei Welpen verstärke sich dieser Impuls, weil sie wegen des Kindchenschemas zusätzlich noch ein Schutz- und Versorgungsverhalten auslösen.".

Nun ja. Das stimmt so nicht ganz. Hunde können sehr wohl menschliche Worte verstehen. Sie reagieren keineswegs nur auf Betonung und Rhythmus menschlichen Geplappers. Auch dazu gab es eine Studie. Dennoch können wir Menschen es nicht lassen und reden mit Hunden und Babys in der Babysprache. Wenn feiner Wuwibär dann bitte endlich doch sein gutigutimhhhhhh Happihappi brav aufgefressen hat und so ein zuckipuckischnuckimucki Hundimausifledermausohrliheidi macht, geht Papschi einfach das Herz auf. Und ein Rülpsi hat er auch gemacht, ein Bäuerchen, wie liebi is das denn, gugnguguuuuu! (An dieser Stelle oute ich mich, dass ich meinen Hund nach dem Fressen regelmäßig frage, ob es ihm auch geschmeckt hat. "Hat's dir geschmeckt, Schnuffibuffi, war das jetzt ein lecker Schmatzischmatzi?". Und ich stehe dazu!) Man fragt sich aber, wozu man Geld für eine dermaßen sinnlose Studie verschleuderte, statt damit Bäume zu pflanzen, es sinnvoll in irgendein Umweltschutzprojekt zu stecken oder zumindest in ein Projekt zur Abschaffung der Alpha-Folter. Wo doch ohnehin jede Hundehalterin und jeder Hundehalter weiß, dass kleiner Ohrenbär und zuckersüße Superprinzessin immer und überall so gaga angeredet werden. Weil wir vernarrt sind in unsere Fellkinder. Also zumindest der Teil der Menschen, der nicht ausschließlich appellhaft „Sitz-Platz-Ausssss!" durch die Gegend brüllt und dabei brutal an Hundehälsen herumzerrt, als seien die aus Stahldraht (und nicht aus sensiblem kaputtbarem Knorpel- und Knochengewebe mit Kehlkopf drin).

Intrigen und Betrug sind aber immer Leitmotive der Alpha-Affenabkömmlinge (und auch der echten Affen). Warum das so ist, kann ich Ihnen nicht sagen, aber es ist eine Tatsache, dass weder Wölfe noch Hunde so agieren. Und zwar niemals. Und nur aus diesen beiden Gründen, wegen Intrigen und Betrug, sind Menschen (und Affen) scheinbar klüger und viel mächtiger als Wölfe und Hunde. Diese Hinterhältigkeit erkennt man sehr schön am Beispiel, einem Hund seinen Willen aufzudrängen, in dem man ihn zwingt, an der Leine zu marschieren und das möglichst knapp neben dem menschlichen Bein. Ihn dabei drangsaliert, bei jeder Wendung des Menschen die Richtung am Bein klebend mitzumachen, denn sonst gibt es, Sie ahnen es sicher, einen Ruck mit der Leine. (Ohne die der Mensch ein hilfloses Nichts wäre, das gegen eine Wand plärren könnte, denn der Hund wäre längst auf und davon.) Ein Ruck, der dem Tier durch Mark und Bein fährt und nicht nur Kehlkopf, Parotis, Halsschlagader und Stimmbänder schädigt, sondern vor allem die Wirbelsäule. In deren Wirbelkörperkanal die Bandscheiben ruhen und in der auch, was viel wichtiger ist, die Nervenstränge des vegetativen Nervensystems vom Gehirn über das Rückenmark durch den ganzen Körper ziehen.

Das vegetative (oder autonome) Nervensystem ist dafür zuständig, dass alle autonomen Vitalfunktionen eines Säugetierkörpers von alleine ablaufen können. Es hält also Herzschlag, Atmung, Blutdruck und Verdauung am Laufen, ohne dass man etwas dazutun muss. Wird es geschädigt, nämlich durch Tritte oder Rucke an der Halswirbelsäule, hat das fatale Folgen für den Betroffenen. Das vegetative Nervensystem besteht aus zwei Teilen, dem Sympathikus und dem Parasympathikus.

Der erste fördert alles, was mit Geschwindigkeit und Antrieb zu tun hat, er bringt uns in die Gänge, wenn wir im Stress sind, Angst haben, wütend sind oder Schmerzen verspüren, indem er sämtliche Ressourcen zur Verteidigung mobilisiert. Das macht er, indem er die Energie vom Darm abzweigt. Die Verdauung wird dadurch gehemmt, denn Flucht (Hirn und Muskeln) geht vor Stoffwechsel (Magen und Darm). Sein Gegenspieler ist der Parasympathikus, der das Geschehen bremst und für eine gute Verdauung, sowie für Entspannung und Erholung zuständig ist. Wird das vegetative Nervensystem geschädigt (und dafür reicht schon eine Bandscheibenschädigung durch einen Schlag auf den Rücken, es muss gar kein echter Discusprolaps sein) wirkt sich das nicht nur auf das gesamte Herz-Kreislauf-System, sondern auch auf den Verdauungsapparat, die Muskulatur, die Atmung und das Verhalten des Hundes

aus. Ausgelöst durch einen einzigen Leinenruck! Durch die Macht, die Verbindung zum Hund, die verlängerte Hand! Was sollte die Hand machen? Die Hand sollte streicheln, sicher halten, führen, loben und Futter reichen. Die Hand schafft durch eine als positiv erlebte Berührung eine Verbindung. Diese Interaktion zwischen Mensch und Hund vermittelt Emotionen, die Worte allein nicht vermitteln können: man kann den anderen spüren. Hände können durch sanftes Streicheln Muskeln lockern, Verspannungen lösen, Ängste lindern, das Immunsystem stärken. Was tut die Hand des Despoten? Sie zerstört mit einem stets verharmlosten Leinenruck den gesamten Organismus eines gesunden Hundes nachhaltig. Nicht jeder von uns ist ein geborener Mönch, wir sind alle manchmal unkreativ, ungeduldig oder nicht mitfühlend genug mit unseren tierischen Hausgenossen. Warum das so ist, haben Sie schon gelesen: Solange der Gehirnteil, der vom Krokodil gesteuert wird, nicht ausreichend entspannt oder offline ist, machen Kreativität, Mitgefühl, Intuition und Genie im ungenutzten Stirnlappen des Neocortex eine kleine Pause. Laut neuesten wissenschaftlichen Erkenntnissen müssen wir aber gar nicht ewig meditieren, um dieses leider oft ungenutzte Areal zu aktivieren. Die Dominanz im linken präfrontalen Hirnbereich, wo Glücksgefühle entstehen und die Empathie ihren festen Wohnsitz hat, kann man mit einem einfachen gedanklichen Trick aktivieren.
Sie müssen nur Ihre Amygdala mithilfe Ihrer Vorstellungskraft „kitzeln" und schon wird das Krokodil

milde gestimmt! Dazu stellt man sich eine Vogelfeder vor, die bis in den Kopf hineinreicht und dort den vorderen Bereich der linken und rechten Amygdala kitzelt. Durch diese Vorstellung werden die schlafenden Stirnlappen aufgeweckt und die neurochemische Aktivität nach vorne verlegt, was zu dem erwünschten Effekt der Krokodilzähmung führt. Stress auf der Straße? Imaginäres Hirnkitzeln! Hund treibt Sie in den Wahnsinn? Hirnkitzeln! Probieren Sie es aus! Viel Spaß mit Ihrer neuen Selbstkontrolle. Diejenigen Hunde, die „Fuß, herst!“ oder „Depperter“ heißen, brauchen sich ohnehin nicht vor menschlichem Zuckerguss in der Stimme zu fürchten. Die sind schon froh, wenn sie es ihrem Diktator irgendwie recht machen konnten, obwohl der nie zufriedenzustellen ist, selbst wenn der Hund perfekt ist. Schade. Mein Prinzchen weiß meine Tonlage auf alle Fälle zu schätzen, sagt sie doch „Ich liebe dich, mein Gurkengesicht, du Wolfsbraten!“. Wenn sie nicht gerade „Geh Hasi, komm doch bitte heute noch her zu mir und steig endlich ins Auto ein, Zimtschneckengesichti, bitte“, säuselt. Oder dezent nachfragt: "Muss das jetzt echt sein, Spock-Ohrli, dass du da dein Speibi mitten auf den Teppich machst? Hast du keinen Garten, Hasenhaser?". Jemand, den ich liebte, schenkte mir mal eine Kiste voll Dunkelheit. Ich brauchte Jahre, um zu verstehen, dass das auch ein Geschenk war, meinte Mary Oliver. Aber das ist eine andere Geschichte. Eine über Vertrauen erzählt Ihnen nun Betty Mayer.

Gegenseitiges Geben und Nehmen

Nein, es gibt keinen Alpha-Wolf oder Alpha-Hund. Die Beziehung zum Hund sollte nicht aus Autorität bestehen, sondern aus Gegenseitigkeit. Gegenseitiges Geben und Nehmen. Auch mal nachgeben an der Leine, den Hund zuerst durch die Türe gehen lassen, den Futternapf des Hundes zuerst füllen, bevor man sich selbst den Teller füllt.

Das hat nichts mit Bestimmen zu tun, sondern mit Vertrauen.

Ich vertraue meinem Hund sogar im Schlaf, deswegen dürfen meine beiden auch mit ins Bett und es hat unsere Beziehung noch enger gemacht.

Dafür geben mir meine Hunde unendliche Liebe, schenken mir jeden Tag Abenteuer, Momente, in denen ich wachsen kann und bombastisch tolle Spaziergänge.

Lieber Leser, legen Sie einmal Ihr Ohr auf die Brust Ihres Hundes.

Sie hören ein Herz, das niemals dominiert, sondern einfach geliebt werden will.

Und das für Sie schlägt.

Betty Mayer

Bootcamps für Hunde

Sollten Sie auch zu den bemitleidenswerten Personen gehören, die in den Genuss der TV-Serie "Ab ins Bootcamp!" kamen, und sei es nur kurz beim Weiterzappen, dann wissen Sie, wovon ich rede: Bootcamps boomen wie nie zuvor.

Offensichtlich versucht man in Amerika nicht nur seine Hunde, sondern auch seine Kinder durch Alpha-Drill unterzuordnen.

Kinder unterordnen?

Man konnte sehen, wie ein zehnjähriger „schlimmer" Bub flehentlich seine Mama anblickte. „Bitte, Mama, nimm mich wieder mit nach Hause, ich will auch ganz lieb sein, versprochen!", sagte er leise.

Welche Mutter kann da nein sagen?

Welcher Vater lässt sein Kind da zurück?

Die Mutter blickte ihren weinenden Sohn hämisch lachend an und sagte: „Nichts da, du warst böse, jetzt trägst du gefälligst die Konsequenzen, Sohn!". Und weiter stolz in die Kamera: „Das hat er jetzt davon! Ich hab's ihm ja gesagt!".

Amerika, Land der unbegrenzten Möglichkeiten.

Das Land, wo man widerborstende Kinder und Haustiere gerne beim Zuchtmeister abgibt, der sie wieder geradebiegen soll, egal wie.

Das Land, dessen blonder Häuptling zeitweilig mit Kim um die größte Wasserstoffbombe buhlt, während des Häuptlings Vorfahren, Söhne und Enkelsöhne auf Großwildjagd gehen, um damit zu prahlen, während der kurze Dicke seine unbeugsamen Untertanen hinrichten lässt. Dazwischen streitet die restliche Welt ob Palmöl toxischer als Kokosöl ist, oder ob man täglich die Mindestmenge von zwei Liter Wasser zu sich nimmt. *„Wer jung bleiben will, muss früh damit anfangen!"* Als ob der Körper nicht das Signal "Durst" seit der Menschwerdung kennen würde. Was der Beautyszene aber egal ist, denn "wenn der Körper Durstsignale sendet, ist es schon zu spät!".

Ganz offensichtlich ist es schon für viele Dinge viel zu spät auf dieser Erde, die man ohne das Mitführen einer ständig mit stillem Quellwasser befüllten 1,5 Liter Plastikflasche nicht mehr beschreiten kann, ohne auf der Stelle tot umzukippen. (Ja nicht prickelndes Wasser, bitte! Prickelnd übersäuert!)

Ob man nun Hunde ins "Resozialisierungslager" zum Flüsterer schickt, oder ob man sein eigenes Fleisch und Blut einem Oberaufseher überlässt- Jacke wie Hose!

Hunde haben den Verstand drei- bis vierjähriger Kinder. Beide, Kinder wie Hunde, macht man gekonnt und mit

Gewalt zur Schnecke, wenn sie nicht das tun, was man gerade gerne hätte.

Wo ist der Unterschied?

Es gibt keinen. Nicht mal im Preis. Mit Drill und Gewalt verdient man sehr gut, auch in Europa. Die Tiertrainer- und Coachstunde um die 300 Euro für Dominanzgeschwurbel, Hausleine und Schläge ist keine Seltenheit. Die für Kinderanbrüllen auch nicht.

Was erstaunt, weil man zur Steinzeit-Methode eigentlich keine Anleitung braucht, da reicht es, ein kaltes Herz zu haben, und eine Keule. (Oder ein Neandertalerhirn, das die Keule auch findet.)

Beim Tierarzt allerdings regt sich die gleiche Klientel über 5 Euro für eine Entwurmungstablette auf.

Manchmal kann ich sie mir schönreden, die Welt, aber nicht, wenn Flüsterserien im Fernsehen laufen.

Sie wäre wunderschön, die Welt, allein die Menschen darauf sind etwas weniger niedlich.

Wer Hunde und Kinder, die Schwächsten unter uns, dominiert, quält und zulässt, dass fremde Menschen über deren Wohl oder deren Untergang entscheiden, nur weil man selbst nicht Herr der Lage ist, dem ist nicht mehr zu helfen.

Aus diesem Grund ist Gandhis Satz »Die Größe und den moralischen Fortschritt einer Nation kann man daran messen, wie sie die Tiere behandelt« mehr als berechtigt. Er zeigt in voller Wahrheit, was die meisten Menschen sind: Bestien.

Doch die Wahrheit hört man nicht so gerne.

Es war nur ein kleiner Artikel auf einer Onlineplattform, in dem es ebenfalls um besagte Bootcamps ging.

Und wie auf Befehl krochen sie aus ihren Löchern, die Flüster-Freaks. Da bedarf es eigentlich keiner Worte mehr von mir. Denn für unbezahlbare Worte sorgen schon die Kommentatoren in anti-sozialen Netzwerken. Die Wahrheit ist doch um so viel eindrucksvoller, bringt sie das Niveau der Millanistas erst so richtig fein zur Geltung.

Voilà, Flüster-Fans im Originaltext.

---

*Frau B. *„Ich kenne Trainer ,die die Prüfung bestanden haben,den würde ich nicht mal einen Stoffhund anvertrauen ! Und auf Hundeausstellungen werden Hunde an dünnen Schnüren durch den Ring gezerrt ! Und die sind nicht aggressiv !!"*

*Frau S. *„Ich finde es immer faszinierend was Menschen von Menschen wissen. Ich finde ihn Klasse habe zwei ganz tolle Hunde. Haben viel von ihm gelernt . Jeder sollte einen Besen besitzen und vor seiner Tür keren."*

*Frau N. *„man sollte Sie wegen Ruf Mord anzeigen. Ich habe selten so einen geistigen Dünnschiss gelesen."*

*Frau B. „*Ich sehe immer wenn er die Hunde "tritt" ! Da wird nix weg geschwenkt und er erkärt auch was er da macht ! Ich habe Border die freilaufen.,kaum die Leine kennen,super gerne mit mir gehen und bei Beiden habe ich das ausprobiert,weil ich wissen wollte ob das getürkt ist .Beide waren nur irritiert,dass ein sogenannter "Tritt" von hinten kam !Wenn ihr wirklich Hunden helfen wollt ,dann geht mal auf Hundeausstellungen! Was da alles passiert ist wirklich zum Weinen ! Wie Junghunde für eine Schleife durch den Ring gezogen werden! Dann die Qualzuchten die noch beklatscht werden ! Schrecklich !"*

*Herr H. „*Sorry... Wann hat er einen Hund getreten, ich sehe einen Unterschied zwischen treten und anstoßen mit dem Bein. Ich habe noch keinen tritt gesehen und die e- Halsbänder werden auch von deutschen hunde schulen empfohlen, wenn der Hund schwer erziehbar ist. Ich habe in noch keiner Sendung gesehen, das er einen Hund gequält hat und wenn er den Hund angestoßen (getreten)hat, hat die Kamera es immer gezeigt.Wenn er in die Schweiz nicht mehr rein darf und ihr das als aussagekräftig haltet,fragt euch mal, warum in der Schweiz immer noch Hund gegessen werden dürfen, das ist noch nicht lange her, da haben die Schweizer darüber abgestimmt und dafür gestimmt.Solltet ihr das mit der Schweiz nicht glauben schaut nach,aber nicht China eingeben sondern Schweiz."*

*Herr T. „*Alter wat is denn hier los? Hab ihr alle zu viel frische Luft abbekommen? Wenn ik diese Kommentare von den nicht Hundebesitzer lese da kriege ich das* *lachen! Wer über Cesar was schlechtes denkt oder redet,der soll sich bitte in der Klapse freiwillig melden! Woher hast du diese Informationen, das is ganz übel was du hier von dir geben tust!"*

*Frau C. *„Wenn man keine Ahnung hat vieleicht einfach mal das Maul halten, hab dank seinen Verhaltenstips einen absolut aggressiven Hund wieder in den griff bekommen den niemand mehr wollte und der bei einem weiteren beiß Vorfall eingeschläfert worden wäre und das ohne Gewalt bloß mit Konsequenz!Und Seelig sind die Geistig armen! Die sich hier als einzige mit ihrer Aggression gegenüber Fremden Menschen bloß stellen und das nicht mal raffen! Hab lange im Tierheim gearbeitete! Und keine Sorge, hab mich schon mit einigen anderen Methoden befasst, dass viele andere zufällig mit ähnlichen konzepten arbeiten wollen bloß viele nicht wahr haben! Aber kann mir ja auch egal sein! Die Hauptsache ist dem Tier ist geholfen! Wo andere Methoden versagt haben! Das haben mir auch zu genüge andere Trainer bestätigt! Die den Hund nun kennen tun!"*

*Frau R. *„Ach endlich wieder ein Grund, einen hier fertig zu machen... Was ist denn so falsch an der Ausdrucksweise...Maul Halten!!!?? Aber anscheinend habt ihr ja alle keine andere Aufgabe, als sich hier kindisch aufzuführen. Welche Methode man auch verwendet, das Wichtigste ist, dass man schwierige Hunde rettet vorm Einschläfern und er keine Gefahr darstellt...denn da regt man sich ja auch auf, wenn ein*

Hund Menschen beißt..und hier sollten nur Leute schlau mitreden, die einen anstrengenden, unkontrollierbaren Hund schon mal hatten..und nicht die, die zu Hause Labrador ,oder Retriever haben.."

Frau B. *„Ich hab schon fast alle folgen von dem cesar millan gesehn hab aber noch nie gesehn das er Hunde quält oder drillt im Gegenteil ein Hund hatte Angst vor lautem knall er hat ihm so lieb geholfn beeindruckend im Wasser schwimmend in Hund hats sehr gefallen."*

  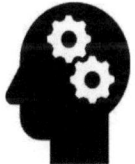

Über die Spätfolgen des Hundeflüsterers schreibt auch Wolfgang Heyderer ein paar Worte.

Aber lesen Sie selbst!

Ein gebrochener Hund ist kein glücklicher Hund

Erstaunlich, was man via TV alles lernen kann. Ein perfekt zusammengeprügelter, pardon, abgerichteter, nein, geschulter Hund bellt nicht, kratzt nicht, beißt nicht, springt niemanden an, kackt nicht ins Haus und bewegt sich am besten gar nicht.

Ich würde mal überprüfen, ob der arme Hund überhaupt noch lebt? Ich mag ja auch die Kochsendungen. Speziell den Rosin. Der treibt einem die Tränen in die Augen. Also, nicht nur beim Zwiebel schneiden. Kümmert sich um Menschen, die mit Würstel wärmen Probleme haben, doch nachdem er ihnen erklärt hat, dass Schnittlauch und Petersilie nicht nur Ladenhüter sind und man das Zeugs auch in der Küche verwenden kann, schaffen sie es, nach einem Schnellkurs in der Haubenküche, auch eine Wurstsemmel zuzubereiten und der Laden boomt!

So ähnlich ist es auch beim mexikanischen Hundeflüsterer.

Bedauerlich nur, dass ein gebrochener Hund nichts mit einem glücklichen Hund zu tun hat...

Wolfgang Heyderer

Nur noch schnell die Welt retten…

Apropos glücklicher Hund: Kennen Sie Katherine Plymley? Wenn nicht, keine Sorge, ich kannte sie bis vor kurzem auch nicht. Man muss sie nicht kennen, sie ist aber ein sehr dankbares Beispiel dafür, wie ein einzelner Mensch vielleicht doch die Welt retten kann. Ganz egal worum es geht!

In Frau Plymleys Fall ging es um Zuckerrohr. Frau Plymley, geboren 1758 irgendwo in der Nähe von Birningham, malte zu Lebzeiten Bilder von Schmetterlingen und deren Vorstadien, was sie mir jetzt nicht besonders sympathisch macht, denn ich mag keine Schmetterlinge und auch nicht deren Vorstadien, aber das ist schon wieder eine andere Geschichte. Schauen wir nun kurz gemeinsam auf das Leben der ledigen Dame, die ihren 5-Uhr Tee (und alle anderen Tees ebenso) gerne mit Mich und viel Zucker gesüßt nahm. Als die Lady erfuhr, dass ihre Landsmannen zu den größten Sklavenhändlern der Weltgeschichte gehörten, vom Menschenhandel ziemlich gut lebten und Leibeigene von Afrika Richtung Karibik verschacherten damit sie dort Zuckerrohr auf Plantagen ernteten, (welches wiederum ihren täglichen Tee versüßte), meldete sich unverzüglich ihr Gewissen. Sie verwehrte sich den süßen Genuss und trank ihren Tee ab sofort bitter.

Wer nun denkt, eine Person bewirkt nichts, irrt.

Frau Plymley fand rasch Unterstützung und hunderttausende Gegner der Sklaverei sowie ein Verein zur Abschaffung selbiger fanden letztendlich Gehör: Ende des 18. Jahrhunderts begann der Widerstand gegen den Menschenhandel.

Was geschah? Der Zuckerrohrmarkt brach völlig unerwartet ein, die Absätze sanken und der Sklavenhandel ging dem Ende zu. Allerdings nur, weil auch ein Gesetz dazu erlassen wurde.

Warum ich Ihnen das in einem Hundebuch erzähle? Weil die Geschichte nicht nur für Zuckerrohr und Leibeigene gilt. Sie gilt für alles.

Darum ist es so immens wichtig, dass jeder einzelne von uns täglich den Mund aufreißt und über das Leid und Unrecht spricht, (ja es jederzeit so laut wie möglich hinausbrüllt in die Welt!), das unseren Hunden im Namen des Alpha-Wolf-Mythos angetan wird. Täglich, stündlich, minütlich wird irgendwo auf diesem Planeten im Namen irgendeines Hundeflüsterers, Gurus, selbsternannten Trainers, Coachs oder einfach nur von einer unbedeutenden nichtempathischen menschlichen Amöbe einem Hund Leid angetan. Muss ein Hund einsam und mit eingewachsenem Halsband ein Leben als Kettenhund fristen, ungeliebt, unbeachtet, bis er entsorgt wird oder von selbst stirbt. Wird geprügelt, angezischt, werden Futter und Wasser entzogen, werden Hunde mit Tritten aus dem Hinterhalt bedacht. Wird irgendwo gerade ein Hund mit der Leine vermöbelt, gewürgt, erdrosselt, erhängt, zu Boden gerungen, an der Gurgel gepackt, misshandelt, nachgezerrt, gefoltert, mit Elektroschocks gezüchtigt, mit Nasenhalti und Maulkorb gebändigt.

Greifen Sie ein! Sehen Sie niemals weg! Notfalls packen Sie die Leine und zurren Sie diese dem Peiniger einmal selbst eng um den Hals. So eine Leine eignet sich ganz wunderbar als Demonstrationsgegenstand der Gewalt.

Sie kann einem aus der Hand gleiten und dem Tierquäler ins Gesicht fallen. Sie kann sich um dessen Beine schlingen, seinen Hals umarmen, man kann damit ziemlich alles machen, was man im Normalfall nicht mit Menschen macht, aber mal ehrlich und unter uns, sind das überhaupt noch Menschen, die ihre Tiere so misshandeln? Es tut mir leid, aber so jemand hat für mich kein Anrecht auf Menschenrecht. Und nachdem Worte bei dieser Spezies niemals Wirkung zeigen und der Respekt gegenüber Exekutive oder Amtstierarzt völlig fehlen, bleibt nichts anderes übrig als zu handeln.

So manch einer der selbst und sehr plötzlich zu Boden „gefallen" wird, an der Kehle gepackt wird und fixiert liegen bleiben muss, wird es sich gründlich überlegen, das noch einmal seinem Hund anzutun, jedenfalls nicht in der Öffentlichkeit.

Ein Aufruf zur Selbstjustiz? Gerne, wenn Sie so möchten. Solange Tiere keine Rechte haben und kein Gesetz sie wirkungsvoll schützt, den meisten Alpha-Anhängern ziemlich alles egal ist und gewalttätige Hundebesitzer verbal nicht belehrbar sind bin ich jederzeit bereit, nach

dem Prinzip „Bist du nicht willig, so brauch ich Gewalt!"
zu agieren.

Eigentlich dürfte das keine Überraschung für die
Betroffenen sein, setzen doch gerade sie unentwegt
und uneinsichtig das Gewaltprinzip gegen völlig hilflose
Tiere ein.

Erstaunt kommen sie dann möglicherweise drauf, dass
es vielleicht doch nicht ganz so harmlos, aber ziemlich
hirnlos und gefühllos ist, was sie da täglich praktizieren.
Im Namen irgendeines Gurus, im Namen der fehlenden
Gehirnmasse, im Namen mangelnder Herzensgüte und
falscher Tierliebe. Im Namen der Alpha-Lüge.

Hunde haben nur ein Ziel: sie wollen Menschen
gefallen. Wenn man ihnen klarmacht (ganz ohne
Rudelführergeheul), was man von ihnen erwartet, und
zwar so, dass sie es auch verstehen können, dann tun
sie das auch. Hunde sind keine Idioten. Ich weiß nicht,
wie oft ich es noch schreiben muss, bis es alle kapiert
haben: Die Dominanz-Methode fügt Hunden Schmerzen
zu! Und das völlig unnötig und zudem ungesetzlich!

Denn Hunde können laut der neuesten
wissenschaftlichen Studie menschliche Worte
verstehen. Und zwar jedes einzelne Wort, egal ob es
freundlich betont wird oder aggressiv daher gebrüllt ist.
Sie verstehen uns, auf haargenau die gleiche Art und
Weise wie auch wir Menschen Worte verstehen. Die
mittels MRT in dieser Studie veröffentlichten Ergebnisse

sollten eigentlich die ärgsten Zweifler verstummen lassen.

„Hunde haben die Fähigkeit, einzelne Wörter voneinander zu unterscheiden - und auch die Intonation, die Satzmelodie, bewusst und unabhängig von den Wörtern wahrzunehmen. Und zwar tun sie das mit ähnlichen Hirnregionen wie die Menschen - das zeigten Untersuchungen in einem Magnetresonanztomographen."

Diese erstaunlichen Daten von einer Gruppe um Attila Andics von der Eötvös Loránd Universität in Budapest wurden im hochrangigen Fachmagazin Science veröffentlicht.

Sehr viele Mitglieder der menschlichen Spezies verstehen, ganz im Gegensatz zu unseren Hunden, die menschliche Sprache offensichtlich leider nicht, daher muss man es ihnen anschaulicher verklickern, mit viel Körpereinsatz für hartnäckig Bekloppte.

Tipp vom Hundedoktor: Wenn Sie Angst haben, Sie könnten von so einem Dominator dabei gebissen werden, stülpen Sie einfach einen Beißkorb über sein Gesicht. Kann man doch damit essen trinken und hecheln. Und auch am Boden erdrosselt werden.

Oder?

Und gäbe es jetzt auch noch zusätzlich zu uns, die wir täglich gegen die Gewalt gegen Hunde laut schreien und aktiv eintreten, ein weltweit einheitliches

Tierschutzgesetz, wäre die Alpha-Wolf-Ära schlagartig vorbei.

Nichts würde ich mir mehr wünschen! Es funktioniert, wie uns Frau Plymley gezeigt hat. Wir dürfen nur nicht nachlassen. Auch wenn es keinen Spaß macht. Auch wenn es Nerven und Substanz kostet und wir oft verzweifeln. Kein Zucker im Tee, kein Sklavenhandel. Kein Alpha-Wolf, keine Flüsterer. Das ist das Ziel. Der Weg ist der Weg. Auch wenn es kein leichter ist.

Was ist es denn nun aber, dieses geheime Band zwischen zwei Herzen, dieses Geheimnis zwischen Mensch und Hund, das so untrennbar ist, jedenfalls von einer Seite? Darüber schreibt nun die Dame des Hauses ein paar Zeilen, Sie wissen ja, die Braut kommt immer zum Schluss. Der Hund, den die Geschichte betrifft, war unser dritter Hund Hudson, ein roter, bildschöner Akita-Mischling, der, von acht Jahren spanischem Höllenzwinger und schwerer Krankheit gezeichnet, die letzten zwei Jahre und drei Monate seines Lebens bei uns verbrachte. Auf der Straße blieben täglich fremde Menschen stehen und sprachen uns auf diesen tollen Hund an, der eindeutig der bravste, großartigste, liebevollste, geduldigste, schönste und klügste Hund war, den wir je hatten. Leider war uns nicht mehr Zeit mit ihm vergönnt, aber er schlief geliebt und behütet, in einem sicheren Für-Immer Zuhause, in unseren Armen auf seiner Lieblingsbank ein.

Lesen Sie selbst!

Mein Hund

Mein Hund, ich sage das Wort HUND, als wäre es der Flügelschlag eines Engels, ein Teil meines Herzens und nicht nur das Glück eines Augenblicks.

Ich lasse das Wort auf meiner Zunge schmelzen.

Mein Hund, mein innigst geliebter Freund, hat mich ausgesucht. Er sei zu haben, hieß es, ich wusste das damals noch nicht und wollte an diesem wunderschönen großen roten Akita vorbeigehen. Doch ich blieb stehen, um ihn zu bewundern. Seine Augen suchten die meinen. Sanft kam er zu mir, stellte sich auf die Hinterpfoten und legte spontan, ganz plötzlich und obwohl ich eine völlig Fremde war, seine riesigen Pfoten auf meine Schultern. Glauben Sie an Liebe auf den ersten Blick? So etwas gibt es, nicht nur unter Menschen.

Auf Augenhöhe sahen wir einander an, es war Liebe pur.

Sofort und auf der Stelle ist er mit mir nach Hause gegangen.

Mein lieber Freund war schon sehr krank, ausgehungert und vom Schicksal gezeichnet.

Nur zwei Jahre durfte ich mit seiner Liebe leben, nur zwei Jahre konnte ich ihn lieben, verwöhnen und aufpäppeln.

Um das Leben meines Hundes zu verlängern hätte ich auf alles verzichtet.

In diesen letzten zwei Jahren seines Lebens gab es kein lautes oder böses Wort, keinen Befehl, keine Kommandos, keinen Schlag oder Tritt und keinen Maulkorb.

Mein Freund verstand jedes gedachte Wort von mir, ich musste es gar nicht erst aussprechen.

Noch heute sehe ich die ersten zaghaften, vorsichtigen Schritte im Garten, als er ihn das erste Mal betrat. Wiese! Schnee! Blüten, Blätter, Freiheit! Und ganz lange Spaziergänge, die er bis zu seinem letzten Atemzug über alles genoss und liebte.

Es war wunderschön anzusehen, wie er langsam wieder zu einem gut genährten, ausgeglichenen Hund wurde.

Sein Hunger wurde weniger. Sein Fell glänzte. Sein Vertrauen, dass er nie mehr hin und hergeschoben wird, wurde täglich größer.

Sein Tod hat mein Herz zum Weinen gebracht.

In meinem Herzen und in meinen Gedanken wird er aber für immer bei mir sein, denn er war ein vollwertiges Familienmitglied.

Familie ist dort, wo Leben beginnt und Liebe niemals endet...

Natalie-Maria Taschner

Ende gut, alles gut?

So gerne ich Ihnen jetzt auch mit milden Worten über eine wunderbare heile Hundewelt und viel Hoffnung auf eine baldige Änderung der menschlichen Rasse erzählen würde, so ungern muss ich Sie nun leider enttäuschen.

Dieses Buch hat kein Happy End. Es kann keines haben, solange man Tiere gesetzlich als Dinge mit Warenwert bezeichnet, es kein weltweit einheitliches Tierschutzgesetz gibt und die Verrohung und Verblödung des Homo Sapiens täglich voranschreitet wie die unaufhaltsame, viel geleugnete Klimaerwärmung. Solange man ernsthaft in Hundezeitungen liest, dass homöopathische Globuli, dreimal täglich eingegeben, auch bei sehr starken Schmerzen ausreichend helfen, solange es Menschen gibt, die unter dem Deckmantel eines selbsternannten „Tiertrainer"-Titels Hunde vermöbeln, strangulieren und unter Strom setzen und dafür auch noch viel Geld kassieren, und solange Zoophilie und Pädophilie als Krankheiten gelten, solange sehe ich kein Licht am Horizont. Solange brutale Hunde-Gurus frei herumlaufen und ihre Gewaltverbrechen an unschuldigen Tieren täglich im Fernsehen zu bewundern sind, Hundehalter im Krankheitsfall ihre Tiere lieber zum Heiler und Voodoo-Priester führen als zum Tierarzt und man alles blind glaubt, was man irgendwo im Internet liest oder im Wald hört, solange sieht es eher nach Mordor aus für die Hunde.

„Menschen bevorzugen die unmittelbare Befriedigung. Dieses System beeinflusst unsere Entscheidung und unser Verhalten im täglichen Leben. Auf etwas zu warten, macht es weniger wünschenswert", stellte der amerikanische Wissenschaftler Brad Appelhans vom Rush University Medical Center in Chicago in seiner wissenschaftlichen Studie über die Unkontrollierbarkeit von Heißhungerattacken der Menschen fest.

Alles, was nicht in 25 Sekunden runter vom Baum ist, macht den Zweibeiner ganz offensichtlich unrund. Das gilt nicht nur für den Snack zwischendurch, sondern für alle Bereiche des Lebens, ganz besonders für das Zurechtbiegen unserer ach so geliebten besten Freunde. Kein Wunder also, dass Brachialmethoden und Gewalt überall boomen. Und ja nicht die Hunde vermenschlichen, bitte, bloß nicht Hunde streicheln und trösten, wenn sie sich fürchten! Härtet sie lieber ab und ignoriert ihre Angst, steckt sie in enge Thunder-Shirts und noch engere Käfige! Wem fällt sowas ein? Dem Alpha. Wem sonst.

Wenn ich mich so umsehe (und ich war früher durchaus noch geneigt, an das Gute im Menschen zu glauben, weil nicht sein darf, was nicht sein kann!), dann sehe ich heute eine so grausame, abartige Welt, die in dieser Form besser nicht mehr lange existiert.
Wenn sich da nicht bald grundlegend etwas ändert, die „guten" Hundetrainer sich durchsetzen und die

Dominanz-Trainer sofort mit Berufsverbot belegt werden, wird es immer schneller bergab gehen mit der Gesundheit unserer Hunde.

Dann haben wir nur noch vom Menschen bewusst fertig gemachte, seelische Krüppel mit immensen körperlichen Leiden, und dann wäre es meiner Meinung nach Zeit für einen allesumfassenden weltenvernichtenden Atomschlag, bei dem die gesamte Menschheit komplett ausgerottet wird.

Vorher wäre es durchaus ratsam, alle auf Erden vorhandenen Handtücher einzusammeln und vernichten zu lassen. (Die Löschung des jährlich seit 2001 stattfindenden „Towel Days" aus dem weltweiten Netz wäre dann nicht mehr nötig.) Denn sonst werden vielleicht doch noch in letzter Sekunde zwei fortpflanzungsfähige Exemplare der menschlichen Rasse, handtuchschwenkend, von einem zufällig vorbeikommenden Raumschiff gerettet und können ihr Unheil auf einem anderen, unbewohnten Planeten anrichten. Und das wäre dann auch dessen Untergang, denn der Mensch hat weder aus Krieg noch aus Frieden gelernt.

Er ist böse. Zudem oft auch noch ziemlich dumm. Das müssen wir ändern. Sehr schnell!

Weil die Steigerung von dumm nicht sehr dumm oder hummeldumm, sondern alphamäßig dumm heißen müsste, beschreibt meine liebe Freundin Irmelchen aus

Berlin dumme Furien mit ihrem ganz eigenen Operncharme vortrefflich.

Ein wenig Wagner fast zum Schluss? Das darf ich Ihnen nicht vorenthalten. Bitte sehr!

„Zu den großen barbarisch gehörnten Weibern gehören auch die stets nach der Mutter (meist bei der Geburt verstorben) jammernden Tenöre, die oft nicht wissen wie sie heißen, was sie noch mehr verzweifeln lässt.

Würde Richard Wagner etwas zum Alpha-Buch schreiben, lautete das in etwa so: Dummdräulich deppert dusslige Dumpfbacken ducken drahtig derb wütend winselnd wogende Wollwesen, Auweiadiweiadiwei!

Zum allwissenden Alpha nicht erkiest, lassen sie lüstern lauernd nicht ab vom hastig hechelnden Hund. Weiaauweiaauweiiiiii! (Elfmal hintereinander im Fortissimo zu singen, das Weiaauweiaauweiiiiii.)"

Und deshalb wäre es im Sinne der Tiere (die sich dann irgendwann im Laufe der kommenden Jahrtausende auf der nicht mehr verstrahlten sauberen Mutter Erde entwickeln) hilfreich, die Zweibeiner völlig auszulöschen, falls sie nicht rechtzeitig aufwachen und sich ändern. Ja, es würde auch mich treffen. Aber wie heißt es so schön? „Das Wohl Vieler ist wichtiger als das Wohl des Einzelnen."

Dann, und nur dann, wäre alles gut.

Geht auf die Matratzen!

Der Sommer neigt sich dem Ende zu, genau wie dieses Buch. Es herbstelt schon ganz leicht und die Tage werden wieder kürzer. Ich sitze hier in unserem Garten, dieser winzigen wunderbaren ökologisch korrekten Nische mitten in der Vorstadt von Wien, umgeben von Fuchs- und Kräheneltern mitsamt ihrem Nachwuchs. Wenn ich morgens ins Auto steige um mit dem Hund Richtung Acker zu fahren, kommen meine Krähenvögel auf Pfiff und bringen ihre Kinder mit. Sie haben jedes Jahr drei gefiederte Nachkömmlinge. Ich hörte ihre schwarzen Gespräche auf unserem Dach, ich sehe sie in der Dachrinne vom Nachbarshaus mit den Schnäbeln nach Leckereien suchen. Manchmal gucken sie auch durch unser Dachfenster, auf dem sie spazieren gehen und dann kann ich ihre grauen gefiederten Bäuche fotografieren, während sie zu mir herunterlachen. Sie kommen und sind ganz handzahm, kacken zu meiner großen Freude dem Millanista aufs Bonzenauto und ignorieren das Gepfeife anderer. Was mich sehr stolz macht. Alles meins und frei wie der Wind!

Ab und zu schlief ich in den letzten lauen Tropennächten dieses hitzegekrönten Jahrtausendsommers 2019 neben dem Hund im Garten. Dann sprangen hinter meiner motorisierten selbstaufblasenden Luftmatratze, die mit einem Moskitonetz gut überdacht, gegen Blutsauger und

Nachtfalter geschützt, unter einem Rosenstrauch stand, ein Rudel Kröten Trampolin. Ehrlich, ich wusste nicht, dass sie so hoch springen können und so gerne mit Menschen kuscheln! Zusätzlich wohnt unter der neuen, vom Hund ziemlich unbewohnten Hundehütte, Minnie, unsere graubraune Maus- und dies schon seit Generationen. Sie zog vom Gartenhaus aus, da es sich dort die Hornissen sehr bequem gemacht haben.

Herbert, die winzige Eidechse, sonnt sich noch auf der Böschung, inmitten von Efeu überwachsenen Steinen. Bald schon wohnt ein dicker Igel unter dem Laub, aber nächsten Sommer haben dort Marder, Waschbär und Ratte wieder ihr Stelldichein.

Diesen Sommer ist auch die wilde Hilde zu uns gezogen, eine vom Aussterben bedrohte Bienendame der Gattung Siebendornige Wollbiene, also ein wirklich sehr seltenes Exemplar. Leider wusste ich zum Zeitpunkt ihres Eintreffens nichts von ihrer edlen, seltenen, dornigen Wollbienenabstammung und vertrieb sie, als sie es sich gerade in unserem Terrassentürspalt gemütlich machen wollte und laut brummend durch ein winziges Loch schlüpfte, um ihr Wollbienending durchzuziehen. Insektentechnisch bin ich eine Null, denn das Wahlfach Fisch- und Bienenkunde hat mich an der Uni nie interessiert. Fische und Bienen, wie passen die zusammen! Die gute Hilde sah verdammt wespenähnlich gefährlich aus mit ihren fetten gelben Streifen rund um die schwarze Leibesmitte, und Wespen kann ich hundetechnisch gar nicht gebrauchen.

Außerdem möchte ich ehrlich gesagt auch aus persönlichen Gründen kein Wespennest direkt neben meinem Frühstückstisch vorfinden.

Die kleine große Wollbiene hielt mir völlig unerwartet das wunderbare Gesicht der Natur, das ich gelegentlich vergesse, vor Augen. Sie erinnerte mich an die Großartigkeit und Einmaligkeit aller Geschöpfe auf Mutter Erde, und seien sie auch noch so klein. Es gibt Lebewesen, die oftmals eine Hartnäckigkeit und einen Eifer an den Tag legen, von denen wir Menschen nur träumen können. Die einfach niemals aufgeben! Von diesen Erdenbewohnern dürfen wir vieles lernen, was im Leben wirklich wichtig ist.

Hildchen ließ sich durch rein gar nichts vertreiben. Sie ignorierte mein Gefuchtel und Gewachel mit den Händen, Schläge mit der Tageszeitung in ihre Richtung ließen sie unbeeindruckt. Sie ertrug stoisch, dass ich ihr Bienenwollhaus sage und schreibe drei Mal völlig zerstörte, um sie abzusiedeln. Nicht nur weil ich zuerst annahm, dass es sich um eine Wespenfamilie handelt, die sich bei mir ansiedeln wollte, sondern auch weil ich dachte, dass das arme Tier nachts und erst recht im Herbst und Winter in dem geschlossenen Türspalt ersticken würde. Denn der Eingang im Spalt ist nur dann zugänglich, wenn die Terrassentüre offen ist. Ansonsten kann Hilde sich sprichwörtlich brausen, mitsamt ihren Wollsocken. Es war ihr alles egal. Nach einer mehrstündigen Pause am Tag ihrer dritten Vertreibung und einer langen Nacht, in der mich ein sehr schlechtes

Gewissen plagte und ich wirklich dachte, sie käme nun sicher nicht wieder, kehrte sie ein viertes Mal zurück.

Diesmal trug sie keine Wolle mit sich, sie war nicht beladen. Sie schaute vorher nach, ob ihre zukünftige Kinderstube endlich wieder zugänglich war! Dann erst flog sie weg um nach fünf Minuten, ich habe die Zeit gestoppt, vollbeladen mit Wolle zurückzufliegen und mit ihrer Arbeit fortzufahren. Sie baute ihr viertes und letztes Haus. Ich ließ sie endlich gewähren und das tun, was sie tun musste oder wollte. Und nahm sie in unser irres Rudel auf.

So legte die wilde Hilde ihr Ei und die dazugehörigen Pollen in unserem unbequemen Türspalt ab und sorgte für kleine exotische Solitär-Wollbienenkinder, die uns im kommenden Frühling aus dem Türspalt entgegensummen und mit ihrer freundlichen Art erfreuen werden. (Solitärbienen bringen wenigstens nicht ihre Tanten und Nichten mit, schon deshalb finde ich sie großartig.)

Mindestens genauso hartnäckig und großartig und mit eselsgleicher Ausdauer (falls Sie keinen Esel persönlich kennen, denken Sie einfach an einen sturen Dackel und potenzieren Sie das hoch Hundert) zeigt mir mein geliebter Höllenhund täglich und jahrelang, dass man seinen Willen immer durchsetzen kann, wenn man nur beharrlich genug sein Ding durchzieht. Das überzeugt irgendwann auch den hartnäckigsten Gegner! Diese Ausdauer, dieses einmalige Aussitzen um jeden Preis, bis man das Gewünschte endlich erreicht hat! Das können nur die Nordischen. Deshalb liebe ich sie so.

Tja, liebe Leserin und lieber Leser, genau so geht das auch mit den Alphas. So machen wir die Sippe eines Tages platt und rotten sie aus. Ich bin guter Hoffnung, dass wir gemeinsam alles zuwege bringen, alles erreichen können.

In diesem Buch haben Sie so viele hartnäckig-ausdauernde Lebewesen getroffen, die alle überzeugen konnten, jedes auf seine ganz eigene Art.

Eine Frau, die mit der Weigerung gesüßten Tee zu trinken, die Sklaverei beendete.

Eine Biene, die mit einer unfassbar enormen Willenskraft und Zielstrebigkeit ihr Woll-Haus für ihre Nachkommen ausgerechnet und allen Widrigkeiten zum Trotz in einem völlig unpassenden Türspalt zu stricken begann.

Und nicht zuletzt mein geliebter Hund, der sich mitten auf der Straße querlegt und sich eher mit dem Besen erschlagen ließe, bevor er einen Schritt in eine Richtung macht, die ihm nicht als geeignet und richtig erscheint.

Ihre Welt! Ihre eigene wunderbare Art, ein eigenes stimmiges Universum zu erschaffen!

Es gibt noch unendlich viele Beispiele dafür, wie ein einziges Individuum die Welt ändern kann. Mit einem einzigen Menschen beginnt es.

Wenn mich, und ich bin genauso ein Sturkopf wie mein diabolischer Hund, eine winzige Imme überzeugen kann, was können dann erst tausende und abertausende überzeugte und motivierte Leserinnen und Leser bei Dominanzanhängern bewirken!

Sie und ich, wir können die Legende vom Alpha-Wolf beenden. Damit die wunderbaren Hunde dieser Erde eine bessere, eine glückliche Zukunft vor sich haben und niemand mehr auf die verbale Diarrhoe und die mittelalterlichen Methoden irgendeines selbsternannten Flüsterers hereinfällt.

Die Zukunft der Hunde beginnt jetzt!

Ω Iss den Kuchen und gib Deinem Hund ein Stück ab.
Ω Verwöhne Deinen Hund und spiele mit ihm.
Ω Bewirf ihn mit Wattebäuschchen, lache mit ihm.
Ω Hör ihm beim Atmen zu, sei dankbar für jeden Tag.
Ω Sag ihm täglich, wie sehr Du ihn liebst.
Ω Verwöhne ihn nach Strich und Faden.
Ω Streichle ihn und halte seine Pfote, wenn er krank ist.
Ω Verteidige ihn, egal gegen wen!
Ω Vermenschliche ihn, wo Du nur kannst.
Ω Rede mit ihm, lache mit ihm, erzähle ihm alles.
Ω Tanze und lache und liebe Dich selbst.

Hau jedem menschlichen Alpha-Wolf, den Du triffst, dieses Buch möglichst fest um die Ohren.
Mach was Du willst, aber mach was!

Beende die Alpha-Lüge, damit kein Hund mehr völlig umsonst leiden muss. Und lerne das, was Du hast, zu schätzen und zu lieben bevor die Zeit Dir beibringt zu vermissen, was Du hattest.

Dieses Buch klingt nun mit schönen Worten von Louis Armstrong aus: *The dogs say goodnight, what a wonderful world, and I think to myself: What a wonderful world! Oh yeah.*

Du kannst! Ende der Geschichte.

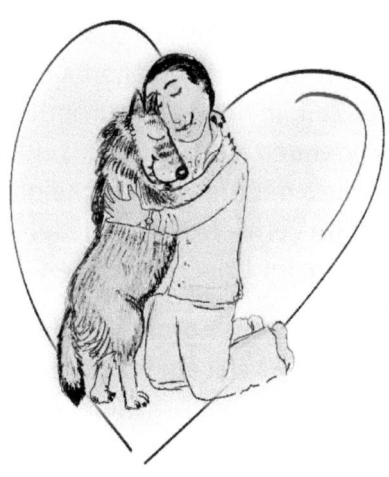

Danke!

Meine lieben Freundinnen und Freunde! Mein Dank gilt euch allen. Meinen wunderbaren Mitstreitern, die dieses Buch durch ihre einzigartigen und berührenden Geschichten erst zu dem gemacht haben, was es sein sollte: Ein Buch über geliebte Hunde und deren Menschen. Ein Buch im Namen aller Hunde dieser Welt. Von Menschen für Menschen, die ihre Hunde als Familienmitglieder betrachten. Im wahren Sinn des Wortes! So wie es sein soll.

Ein Buch, in dem ausschließlich kluge, liebevolle und auf das Wohl der Tiere bedachte Hundetrainer und Coaches zu Wort kommen. Ein Buch mit Beiträgen von Hunde-Trainern, die ihren Beruf tatsächlich gelernt haben, die Hunde wirklich lieben und die sich trauen, ihre eigene Meinung zu diesem so wichtigen Thema öffentlich zu machen. In einer Zeit, in der es von unseriösen – sich selbst so bezeichnenden – HUNDEFLÜSTERERN nur so wimmelt. Die, wie es mir manchmal scheint, beinahe zu jeder Zeit auf jedem Fernsehkanal, in jeder Reklame, jedem Print-Medium ihr Unwesen treiben.

Ein Buch, in dem auch ganz normale Hunde-Menschen ihre Meinung äußern. Es soll ein Statement gegen diese ‚Hundeflüsterer' sein, die meiner Meinung nach bestenfalls ihr kaum vorhandenes Selbstbewusstsein durch den albernen Anspruch wenigstens bei ihren Haustieren der ‚Alpha-Wolf' zu sein, gern auch mit

Brutalität durchdrücken. Schlimmstenfalls sind es einfach nur Tierquäler.

Alle Mitwirkenden dieses Buches haben hier ihre persönliche Meinung zu diesem Thema geäußert, ihre ganz privaten Gedanken und Geschichten aufgeschrieben, schlicht: Ihre eigene Sicht auf Geschehnisse und Ereignisse geschildert, die sie selbst erlebt haben.

So ist natürlich ein sehr parteiisches Buch entstanden. Das immer auf der Seite der Hunde steht, die solchen ‚Alpha-Wölfen' in die Klauen gefallen sind.

Und leiden. Ein sehr persönliches Buch, das kein ‚wissenschaftliches' Werk sein will. Und das nur ihr allein möglich gemacht habt!

Dafür danke ich euch allen.

Denn ihr habt so viel Zeit und Mühe investiert, aber vor allem Mut, eure Meinung, eure ganz private Meinung doch öffentlich zu machen.

Dafür möchte ich mich von Herzen bedanken.
Herzlichen Dank Betty Mayer, Bianka Thon, Christa Kiefer, Eva Windisch, Gaby Brockly, Ingrid Blum, Irmel Donderer, Karin Büchel, Katharina Michel, Michèle Roncaglioni-Dellsperger, Monika Ihle, Natalie Tammer, Natalie-Maria Taschner, Sherridan Belarigan, Susan Sturm, Wolfgang Heyderer und Y.F. für Eure wertvollen Beiträge! Ich liebe Euch alle! Bela

Über den Autor:

Bela F. Wolf lebt als Journalist, Autor und Kolumnist in Wien. Vom Autor bereits veröffentlicht:
„Tipps vom Hundedoktor"
„Ist Ihr Hund hochsensibel?"
„Tipps vom Katzendoktor"
„Zen oder die Kunst, einen Höllenhund zu zähmen"
„Verliebt in einen Balkanboy"
„Hunde würden Wurstsemmeln kaufen"
Infos unter **www.tierarzt-wien.com**

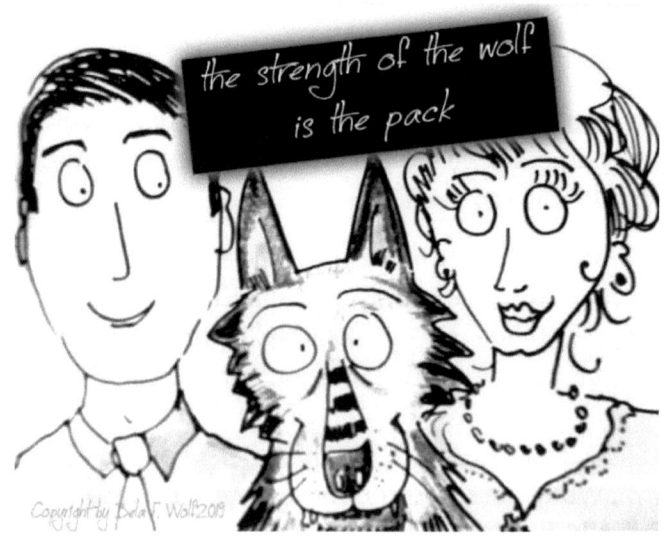